ÉDUCATION

PHYSIQUE ET MORALE

DES

NOUVEAU-NÉS

SUIVI DE

L'IMPORTANCE DE L'ALLAITEMENT

POUR LA MÈRE

PAR

LE Dr J. GAUNEAU

MÉDECIN

AU 4e DISPENSAIRE DE LA SOCIÉTÉ PHILANTHROPIQUE

Médecin des Crèches du XIe arrondissement

PARIS

E. DENTU, LIBRAIRE-ÉDITEUR

PALAIS-ROYAL, 13, GALERIE D'ORLÉANS

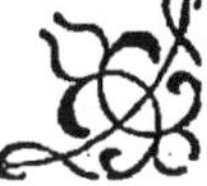

ÉDUCATION

PHYSIQUE ET MORALE

DES NOUVEAU-NÉS

PARIS. — IMPRIMERIE DE J. CLAYE
RUE SAINT-BENOIT, 7

ÉDUCATION

PHYSIQUE ET MORALE

DES

NOUVEAU-NÉS

SUIVI DE

L'IMPORTANCE DE L'ALLAITEMENT

POUR LA MÈRE

PAR

LE Dr J. GAUNEAU

MÉDECIN

AU 4e DISPENSAIRE DE LA SOCIÉTÉ PHILANTHROPIQUE

Médecin des Crèches du XIe arrondissement

PARIS

E. DENTU, LIBRAIRE-ÉDITEUR

PALAIS-ROYAL, 13, GALERIE D'ORLÉANS

1858

AUX JEUNES MÈRES

La mortalité qui frappe si cruellement le premier âge est un fait si constant, que chacun semble l'accepter comme une nécessité de la vie humaine. Quelques économistes ont même été jusqu'à penser que la Providence l'avait réglé ainsi, afin de poser une barrière à l'accroissement des populations!

A peine l'homme est-il né, que la mort vient l'enlever à sa famille et changer en deuil et en douleur la joie que sa naissance avait causée!

Si l'on consulte les statistiques, les chiffres, d'accord ici avec l'expérience, viennent confirmer cette triste réalité.

Jean-Jacques Rousseau et les philosophes qui

l'ont précédé portent cette mortalité des enfants à la moitié. Gardien, qui écrivait au commencement du siècle, la porte au tiers. D'après Duvillard, sur les lois de la mortalité en France, tables consignées dans les Annales du Bureau des longitudes, il résulte que près d'un cinquième des enfants nouveau-nés meurent dans la première année; environ un quart de un à trois ans, et un tiers de trois à dix. Enfin, dans un travail fondé sur les dépouillements de l'état civil de 1840-49, dû à M. Heuschling, et présenté à l'Académie de médecine dans la séance du 9 février dernier, M. le docteur Bertillon est arrivé à peu près au même résultat, puisque pour la France entière 1,000 nouveau-nés vivants sont réduits à 840 survivants à l'âge de un an.

Aussi pouvons-nous avancer ici que, sur cent enfants nés le même jour, soixante à peine atteignent l'âge de dix ans. Et encore parmi ceux-ci, combien en est-il qui portent comme traces indélébiles des maladies auxquelles ils ont échappé dans le premier âge, ou des infirmités plus ou moins graves, ou des germes d'affections mortelles, qui n'attendent pour éclater que l'âge de la puberté, de quinze à vingt ans?

C'est ce que vient confirmer le tableau du recrutement pour l'année 1854, où l'on trouve que, sur cent jeunes gens inscrits, soixante environ sont aptes au service.

Devant un pareil résultat, nous nous sommes demandé si c'était vraiment une loi de la nature et si tous les êtres organisés devaient également la subir. Une observation attentive des faits qui se passent chaque jour sous nos yeux nous a démontré clairement que l'homme seul en était frappé, en même temps qu'elle nous donnait la conviction que c'était à lui seul qu'il devait imputer cette malheureuse exception.

Quelle est donc la cause, nous ne disons pas unique, mais *principale* de cette mortalité terrible? Est-il donné à l'homme de la conjurer ou seulement d'en rendre les effets moins considérables? Telles sont les questions que nous nous sommes proposé de résoudre ici. Ce n'est donc pas un traité des maladies qui frappent les enfants au berceau que nous offrons au public. C'est moins un livre de science que le résultat de nos observations journalières, résultat sanctionné par les ouvrages des savants distingués, des philosophes illustres qui se sont occupés de cette question, tant sous le point de vue de la science que sous celui de la philosophie; c'est une conviction basée sur des faits palpables que nous présentons, non-seulement à nos confrères, mais à tous les hommes; principalement aux jeunes mères et aussi aux ministres de Dieu, dont la parole est si puissante quand elle retentit sous les voûtes du temple. Heureux si nous parvenons à faire partager nos convictions à quelques-uns, nous arracherons ainsi quelques victimes à la mort.

ÉDUCATION PHYSIQUE ET MORALE

DES

NOUVEAU-NÉS

> Tout est bien sortant des mains de l'auteur des choses : tout dégénère entre les mains de l'homme.
>
> (J.-J. ROUSSEAU.)

I

ÉTAT PHYSIQUE

L'ALIMENTATION

Tous les êtres de la nature naissent faibles et par conséquent avec des organes en rapport avec cet état de faiblesse, c'est-à-dire non encore développés.

Le chêne n'a pas encore ces racines profondes toutes couvertes de radicules, ni cette multitude de branches et de feuilles qui en font l'ornement de nos forêts. Une simple racine et deux feuilles sont tout ce qu'il présente en naissant et cela lui suffit; car il n'a pas encore besoin de tenir au sol et de le fouiller pour y puiser sa nourriture, ni d'une grande quantité d'air pour vivifier le peu de séve qu'il y puise. Une terre légère, un peu d'humidité et d'air lui suffisent.

Tous les animaux naissent dans les mêmes conditions, à quelque classe qu'ils appartiennent. Tous présentent des organes encore à l'état rudimentaire; et, à mesure que leur développement s'opère, ces organes se perfectionnent, augmentent de nombre, de force et de résistance.

Le Créateur l'a prévu : si les êtres qu'il a créés naissaient tout formés, il leur eût donné des organes en rapport avec leur force et leur développement; mais comme ils naissent faibles et en quelque sorte à l'état d'ébauche, ces organes devenaient inutiles, sinon nuisibles.

En effet, à quoi servirait une séve abondante plus ou moins riche en principes réparateurs à une créature faible et chétive, si ce n'est à lui donner un état de plénitude, de pléthore, qui pourrait devenir la cause de maladies sans nombre ?

L'état de santé dépend de l'équilibre parfait entre les fonctions des différents organes du corps humain. La nourriture que l'homme absorbe doit, par l'assimilation des principes réparateurs qu'elle renferme, remplacer les pertes que subissent ses organes, soit dans les éléments qui les constituent, soit dans les divers produits de leurs fonctions, pertes occasionnées par le fait même de la vie ou jeu des organes, par les mouvements, le travail et les veilles, etc. Cette réparation doit être en rapport presque constant avec les pertes; en un mot, l'homme doit absorber autant qu'il dépense.

Mais si cet équilibre vient à cesser, soit en plus, soit en moins, l'état de maladie commence. En moins, la faiblesse, l'amaigrissement se manifestent; en plus, la pléthore survient. Cette surabondance de séve peut, suivant la nature des aliments absorbés, amener tel ou tel état morbide. Chez l'adulte, où l'alimentation animale est plus habituelle, on observe des congestions sanguines quelquefois mortelles; dans un âge plus avancé, c'est un état d'obésité souvent gênante. Chez l'enfant, où l'alimentation végétale domine, elle amène un état de bouffissure générale, que l'on veut bien appeler graisse, qui, pour nous, n'est qu'un état lymphatique qui, lorsqu'il est bien prononcé, produit presque toujours les engorgements des glandes et des ganglions, et prédispose au développement de la scrofule, des tubercules, etc...

Examinons dans la nature le développement des végétaux et des animaux. Un fruit tombe-t-il dans

2

un terrain propice; une terre légère, de l'eau et un peu d'air, il germe et présente d'abord une petite racine, qui se dirige vers les profondeurs du sol, et une feuille ou plutôt une petite membrane à forme de feuille qui s'élève vers la lumière. Cette plante en miniature grandit lentement, sans secousse, et, à mesure que son développement parcourt ses diverses phases, sa racine s'enfonce de plus en plus dans la terre, se divise à l'infini, se couvre de radicelles innombrables, et ses feuilles se multiplient pour se répandre en tout sens dans l'air qui l'environne. L'animal n'est d'abord qu'un point à peine visible, autour duquel se développe une masse informe. Puis cette masse s'organise, les diverses parties qui doivent constituer l'individu se développent et prennent la forme qu'elles doivent avoir. Arrivé à ce point, l'animal vient au dehors, il naît petit, débile; sa peau est à peine couverte d'un léger duvet; ses membres faibles et délicats ne sauraient le soutenir.

Jusqu'alors, comme la plante, il a trouvé les éléments nécessaires à son développement, soit dans l'œuf où il est né, soit dans le sang même de la mère. Mais, une fois né, il est tellement incapable de quoi que ce soit, qu'il périrait infailliblement, si sa mère n'était là pour pourvoir à ses besoins. Moins heureux que la plante, qui trouve sa nourriture dans le sol même où elle est née, il a besoin que la sienne lui soit apportée toute prête, toute mâchée en un mot; car il ne peut ni la chercher, ni la saisir, encore moins la broyer. Chez les oiseaux, le père et la mère vont la chercher, la divisent, lui font subir un commencement de digestion avant de la placer dans son bec, il n'a plus qu'à l'avaler. Chez les mammifères, la mère porte avec elle la nourriture de son enfant. Elle lui a donné son sang pendant la grossesse, c'est encore son sang qu'elle lui donne sous forme de lait, jusqu'à ce qu'il puisse subvenir par lui-même à ses besoins.

Voyez comme tous se développent, grandissent sans secousse, sans maladies. En est-il de même chez l'homme et les animaux domestiques? Non certes! Parce que l'homme intervient, il se croit plus sage, plus habile que la nature, plus fort que les animaux. Et cependant, de tous les êtres de la création, c'est lui qui naît le plus faible, le plus nu et le plus incapable de mouvements. Avec les mêmes besoins d'air, de lumière et de chaleur, il lui faut plus de soins et de protection. Comme pour l'animal, sa nourriture doit être à sa portée et toute prête à être assimilée. En un mot, toutes ses fonctions se résument en deux mots : respirer et digérer.

La plante renfermée dans la graine, l'animal contenu dans l'œuf, sont tous deux à l'état d'embryon. Pour la plante, la vie commence dès que, placée dans des conditions particulières, elle touche la terre, la terre sa mère à elle! qui doit lui fournir les éléments nécessaires à son existence. Pour l'animal, c'est dans l'œuf, également placé dans certaine condition, que la vie commence. Soit qu'il sorte dans cet état du sein de sa mère, et alors, comme la plante, il trouve autour de lui les éléments nécessaires à son développement. Soit qu'il reste dans le sein de sa mère, et dans ce cas c'est avec son sang même que celle-ci le nourrit.

Cette première phase de la vie accomplie, après un temps variable suivant les espèces, mais fixe pour chacune d'elles, les organes de l'embryon ont besoin d'autres éléments pour aider à leur développement et à l'accomplissement de leurs fonctions; l'être organisé, plante ou animal, vient au dehors chercher ses nouveaux éléments, qui sont l'air et la lumière. Alors se présente la seconde phase de la vie réelle (la première de la vie commune). Le fœtus devenu enfant se sépare de sa mère, l'accouchement a lieu, l'homme naît! Quelles sont les conditions physiques de l'enfant au moment où cet acte important s'accomplit?

De tous les organes du corps humain, deux seulement, les poumons et la peau, sont entièrement développés et aptes à accomplir les fonctions qui leur sont dévolues. Ils suivront l'accroissement de l'individu, grandiront avec lui; mais leur structure, leur consistance resteront les mêmes. Dès l'instant où l'enfant naît, ces deux organes fonctionnent et ils ne cesseront de fonctionner qu'avec la vie. L'enfant est venu chercher l'air et la lumière qui lui manquent dans le sein de sa mère et qui sont devenus indispensables à son développement. Ces éléments répandus autour de lui doivent le saisir au moment de sa naissance; il y est préparé, ses poumons et sa peau ont tout le développement, toute la consistance nécessaire, leur organisation est complète, aussi complète qu'elle doit être, et leur fonction commence à l'instant même.

Il n'en est plus de même des autres organes. Les membres, bien que formés, sont tellement faibles qu'ils ne sauraient le soutenir ni saisir les objets qui l'environnent. Ses yeux et ses oreilles sont ouverts, mais il ne voit ni n'entend, ou, pour mieux dire, il ne peut se rendre compte ni de ce qu'il voit ni de ce qu'il entend. Son cerveau à peine formé n'est qu'une masse d'une consistance molle et friable. Les glandes, qui plus tard doivent si puissamment contribuer à la transformation des aliments en principes nutritifs, présentent ou un développement non en rapport avec les autres organes, le foie et le pancréas, qui sont plus volumineux; ou sont à peine formées, la rate, les glandes salivaires, etc. La salive peu abondante est neutre, ni acide ni alcaline, et humecte à peine les muqueuses sur lesquelles elle se répand.

La bouche présente ceci de remarquable, que la langue est toute formée et se meut avec énergie : agent essentiel de la succion et par conséquent devant entrer en exercice immédiatement après la naissance, il en devait être ainsi; tandis que les mâchoires, molles et complétement dépourvues de dents, se meuvent, mais ne peuvent rien tenir et encore moins broyer. Les dents manquent entièrement, ou plutôt sont encore cachées dans l'épaisseur des os, et cependant sans dents l'alimentation est impossible. Destinées à diviser, déchirer, broyer et triturer les aliments, à les réduire, à l'aide de la salive, en pâte molle, homogène, et facile à subir l'influence des sucs contenus dans l'estomac, les dents sont des organes si importants à la conservation de l'individu, que lorsqu'elles viennent à manquer par accident ou par vieillesse, la santé la plus robuste en subit des atteintes. L'estomac fatigué de recevoir des aliments mal divisés s'irrite, devient douloureux; la digestion est pénible et difficile; l'amaigrissement et les malaises surviennent : état de maladie auquel on ne peut remédier qu'en remplaçant les dents absentes par des dents artificielles, ou en modifiant la nature des aliments.

L'estomac, dont la forme n'est pas encore bien arrêtée, n'a que des membranes peu résistantes faciles à déchirer. La musculeuse surtout, à peine apparente, à fibres molles et peu caractérisées, tandis que la muqueuse est pâle et presque lisse.

Le reste du tube digestif présente le même aspect rudimentaire.

On le voit, à l'exception des organes qui doivent de suite entrer en fonction, tout l'organisme n'est encore qu'à l'état d'ébauche, ébauche complète si l'ont veut, mais ne donnant qu'une idée abrégée de ce que l'individu sera plus tard.

Dans ces conditions, l'enfant peut-il vivre, je ne dis pas de la vie commune, mais même de quelques-unes des substances qui composent la nourriture de l'homme? Évidemment non! et c'est ici surtout que nous insistons le plus. Puisque l'enfant vient au monde avec des poumons et une peau tout formés, parce que ces deux organes devaient fonctionner dès l'instant de la naissance; pourquoi manque-t-il de dents, agents indispensables d'une bonne alimentation? pourquoi ses autres organes ne sont-ils encore qu'à l'état rudimentaire? N'est-il pas clair, évident, que ces organes ne devaient pas encore fonctionner, et que, pendant un temps indéterminé, l'enfant devait continuer à se développer de la même manière que pendant son séjour dans le sein de la mère, c'est-à-dire avec le sang de sa mère; avec ce sang, ayant acquis par le travail des glandes mammaires un autre aspect, une consistance toute particulière? Élaboration toute spéciale, sans analogie dans l'économie, qui commence immédiatement après la naissance pour ne finir que lorsque l'enfant est entièrement formé, alors que ses dents sont sorties de leurs alvéoles, c'est-à-dire au bout de 18 à 20 mois.

Ainsi en naissant l'homme est dépourvu d'organes importants, et ceux qu'il possède sont incomplets et incapables de remplir les fonctions qui leur sont dévolues; et c'est dans ces conditions que vous vous efforcez de lui donner des aliments qui, pour être assimilés, exigent de la force, du travail de la part des organes chargés de les recevoir! La nature toujours sage lui fournit une nourriture spéciale, toute préparée, et vous ne voulez pas vous en contenter! Non! il faut que l'homme intervienne partout. L'enfant doit être un homme, donc il faut le traiter en homme, il faut lui faire un bon estomac! Insensé, par orgueil, par amour-propre, parce que vous vous croyez infaillible, plus habile que la nature, pour suivre vos inspirations, vous vouez à une mort presque certaine, ou du moins à un danger de mort, l'objet de votre joie, de vos espérances d'avenir, l'enfant dont vous êtes idolâtre.

Et cependant quelle vérité plus grande, plus évidente, plus simple, comme tout ce qui est vrai, et plus ignorée de tout le monde! Nous nous trompons, les animaux la connaissent et la pratiquent.

Voyez la mère, avec quel soin, quelle vigilance elle veille sur ses enfants. Voyez son nid comme il est propre. Vous n'y trouverez ni os rongé, ni débris d'aucune sorte. C'est au loin qu'elle va manger. Si elle chasse, si elle dérobe un morceau, elle le mange sur place, loin de ses petits dont elle semble se cacher. Mais sitôt que ceux-ci commencent à marcher, quand elle sent leurs dents mordiller ses mamelles, oh! alors ses allures changent. Ce n'est plus furtivement qu'elle les quitte, mais brusquement; elle semble arracher ses mamelles à leur bouche; elle va manger et les appelle comme pour les inviter à la suivre. Elle va chasser, non plus pour elle, mais pour eux. Prend-elle une proie, vite elle la leur apporte, les rassemble autour d'elle, la leur fait sentir, les fait jouer avec, puis la tue et la leur abandonne, se contentant en quelque sorte d'assister à leur repas, après leur avoir enseigné comment s'y prendre pour se le procurer.

Aussi voyez comme tous ses petits viennent bien! En avez-vous vu avec de gros ventres, des convulsions, des glandes engorgées? En avez-vous vu succomber à la diarrhée, à la dentition? Ils se développent bien, quel que soit leur nombre, ils se portent bien; ils sont gras, de vraies pelotes de graisse; ils ont les yeux clairs, vifs, le poil luisant, les mouvements rapides, éveillés; ils sont toujours gais, toujours jouant.

En est-il de même de vos enfants? Non. A quoi cela tient-il? Uniquement à ce que les animaux ne donnent à leurs petits qu'une alimentation en rapport avec leur état de faiblesse, toute préparée, d'une digestion facile qui ne demande aucun effort, aucun travail aux organes qui la reçoivent. En voulez-vous la preuve? Rien de plus facile. Chaque jour les exemples fourmillent sous vos yeux. Que des œufs éclosent, laissez quelques petits à la mère, prenez-en un et élevez-le comme vous élevez votre enfant, et vous verrez. Qu'une chatte mette bas; chargez-vous de nourrir un de ses petits et laissez-lui les autres, et comparez! Le vôtre, maigre, triste, les yeux chassieux, le poil terne, les mouvements lents, incertains, traîne une existence misérable, que vous aurez mille peines à empêcher de s'éteindre. Cependant ils sont de la même portée, ils ont le même âge. Mais ceux de la mère n'ont mangé que du lait, rien que du lait, et le vôtre a mangé des bouillies, de la pâtée. Le père et la mère de votre oiseau broyaient ses aliments, les imprégnaient de salive et de sucs gastriques, et ne les donnaient à leurs petits qu'après les avoir ingérés une première fois, par régurgitation.

« Ceux qui vivent en liberté modifient leur nourriture pour la mettre en rapport avec l'alimentation de leur progéniture. » (M. Florent Prévost.) Votre oiseau à vous, vous l'avez gavé avec du millet broyé plus ou moins grossièrement et trempé dans du lait ou de l'eau !

Pouvez-vous trouver un exemple plus concluant, plus rationnel ? Vous l'avez eu vingt fois sous vos yeux, et cependant c'est en vain qu'il a frappé vos regards. L'homme prendre exemple d'un animal, lui, le roi de la création ! comme l'appelle Buffon ; pourquoi pas ? De tous les êtres que Dieu a créés, l'homme est le premier, cela peut être vrai ; mais cette suprématie, l'homme ne l'acquiert que lorsqu'il a acquis tout son développement, alors que son intelligence s'est formée au contact de ses semblables. A sa naissance qu'est-il ? Nous croyons l'avoir démontré :

l'homme comme les animaux, ceux-ci comme les végétaux, ont un même commencement : la fécondation. Tous naissent faibles, avec des organes incomplets; chez tous, le développement est soumis aux mêmes lois, et, en général, chez l'homme ce développement se fait attendre plus longtemps. Tous ont les mêmes besoins d'air, de lumière et de chaleur, et tous enfin trouvent en naissant une nourriture toute spéciale, toute préparée. Et si l'homme dépérit plus facilement, si la mort le frappe plus que les autres animaux, n'est-ce pas à votre intervention qu'il le doit? Consultez les femmes de la campagne, elles vous diront qu'elles ont eu huit, dix, douze enfants; trois ou quatre seulement ont survécu, les autres, Dieu les a *repris enfants!* Demandez si ceux-là avaient mangé; oh! monsieur, répond-on avec une espèce d'orgueil, ils mangeaient de tout, absolument comme nous!... Quant à ceux qui ont survécu, voyez dans quelles conditions ils sont pour la plupart : tête grosse, face bouffie, blafarde, yeux tristes, regards en dessous, ventre énorme; *le gros ventre*, disent les mères; les membres grêles et faibles, ne pouvant les soutenir. Ils ont été forts et robustes, ils ont marché de bonne heure; les dents sont venues, l'enfant a dépéri, maigri, son ventre seul est resté. Ce sont les dents, bel enfant jusqu'aux dents, disent les bonnes femmes. Les dents! cela dit tout, explique tout, c'est l'*ultima ratio*; l'enfant a la diarrhée, il fait ses germes; des convulsions, ce sont ses dents, toujours les dents. C'est plus simple, plus facile à dire que d'avouer que c'est parce qu'il a mangé.

Non, ce ne sont pas les dents. La preuve, c'est que les animaux, qui eux aussi font des dents, ne présentent pas les mêmes accidents. Chez eux, cette évolution se fait sans secousse, elle passe presque inaperçue; et chez les enfants élevés au sein, rien qu'au sein, il en est de même; tout au plus remarque-t-on un peu de malaise. Mais chez les enfants qui ont mangé de bonne heure, et c'est le plus grand nombre, la diarrhée se montre longtemps avant l'époque où la dentition s'opère. C'est alors que l'on dit qu'ils font des germes. Souvent ils ont des convulsions avant que le travail de la dentition ait commencé. Nous avons été appelé, dernièrement, près d'un jeune enfant de huit mois qui avait des convulsions qui se répétaient deux ou trois fois dans la journée; il n'avait pas encore de dents et était élevé au sein. Ayant demandé si l'enfant avait mangé, la mère nous répondit, comme nous nous y attendions du reste, que la veille elle lui avait donné une petite panade. Un vomitif, quelques bains et la diète au lait, ont suffi pour arrêter les accidents. Dix jours après, nouvelles convulsions, encore après l'ingestion de bouillie : le fait était tellement évident, même pour la mère, que depuis elle s'est abstenue de toute nourriture autre que le sein, et les accidents n'ont plus reparu...

La cause, nous pensons l'avoir démontrée, expliquée dès le commencement de cet ouvrage : vous avez traité l'enfant en homme, vous avez voulu lui faire un bon estomac, et pour cela vous avez pensé que le lait de la mère n'était pas suffisant et ne nourrissait pas assez. Sans tenir aucun compte de l'état physique de l'enfant au moment de la naissance, vous avez ajouté, comme dans l'exemple ci-dessus, des bouillies, des soupes, etc.; vous avez tout simplement détruit le rapport naturel entre les réparations et les pertes. L'enfant n'agit pas, ou peu; il ne dépense pas de forces. Il ne fait que croître, il ne lui faut donc pas une alimentation forte, riche en principes réparateurs; si vous la lui donnez, vous déterminez chez lui un état de surabondance de séve ou pléthore lymphatique. Si sa constitution est robuste, si cette alimentation est donnée en même temps que l'enfant se nourrit au sein, seulement comme adjuvant, il pourra se faire qu'il la supporte et qu'il échappe aux accidents qu'elle entraîne à sa suite. Mais si sa constitution est faible, si l'estomac supporte mal cette augmentation de nourriture, il s'irrite, il s'enflamme : à plus forte raison si cette alimentation est donnée seule. Cette inflammation reste d'abord latente et ne se révèle que par une diarrhée légère, momentanée; mais, à un moment donné, elle éclate avec violence et vous enlève votre enfant. Si cela arrive le plus souvent à l'époque où apparaissent les premières dents, c'est qu'alors le travail que nécessite leur sortie des alvéoles détermine un état de faiblesse, de malaise général, un mouvement de fièvre, qui retentissent sur toute l'économie et en particulier sur la muqueuse de l'estomac et des intestins, y produisent un mouvement fluxionnaire qui force en quelque sorte l'inflammation à se déclarer. Les dents ne sont donc que la cause indirecte de l'inflammation.

Enfin, voulez-vous vous convaincre? faites-en l'expérience vous-même. Retirez un jeune animal de dessous sa mère, donnez-lui de la pâtée, vous ne tarderez pas à le voir dépérir, avoir de la diarrhée. Remettez-le à sa mère, et les accidents vont disparaître comme par enchantement. Nous avons pu faire cette expérience maintes fois chez des enfants que l'on nous apportait dans des conditions fâcheuses. Partis en nourrice bien portants, bien constitués, ils revenaient, à quatorze ou seize mois, avec une constitution rachitique bien prononcée, ventre gros, membres grêles, etc., etc. Une nourriture exclusivement composée de lait pur, des bains salés, et, au bout d'un mois ou deux, ils n'étaient plus reconnaissables. Dans ce moment même, nous en avons un exemple sous les yeux.

Mais, nous dit-on, l'enfant crie, donc il a faim; donc le lait de la mère est insuffisant pour le nourrir. Et, d'ailleurs, le lait, ce n'est pas un aliment pour l'homme; donc, un enfant ne peut vivre de lait!

L'enfant crie, parce qu'il a faim...

C'est vous qui le dites; mais la preuve, où la prenez-vous? Plus tard, nous nous occuperons des cris de l'enfant; il nous suffira de dire que souvent l'enfant s'interrompt de teter pour crier.

Le lait n'est pas un aliment... Mais pourquoi des seins aux femmes? Pourquoi les animaux, qui, nous le répétons, naissent dans les mêmes conditions absolues que l'homme, n'ont-ils que du lait pour toute nourriture, et, cependant, se développent à merveille et sans maladies? Pourquoi la sécrétion du lait ne se fait-elle uniquement qu'au moment de la naissance, pour cesser lorsque la dentition est complète et sitôt que l'enfant cesse de teter? Pourquoi donc la consistance de ce lait n'est-elle pas la même au commencement qu'à la fin de la sécrétion? D'abord limpide, séreux, semblable à de l'eau trouble, chaque jour sa consistance augmente, au fur et à mesure que les organes de l'enfant se forment. Pourquoi, enfin, un lait déjà vieux, par rapport à l'enfant, lui occasionne-t-il des coliques, de la diarrhée, etc.? Toutes les nourrices vous le diront, l'enfant qu'on leur confie, quelque bien portant qu'il soit, éprouve, dès qu'il a pris leur sein, de la diarrhée, de l'amaigrissement. Changement de climat, de lieux, d'habitude... dira-t-on! En parlant d'un enfant qui vient de naître? Mais la même chose arrive avec les nourrices sur lieu, qui restent dans la famille, dans le milieu où l'enfant est né. Oh! alors, c'est le lait de la nourrice qui est modifié par le changement d'air, d'habitudes, de nourriture, etc., etc., car les explications ne manquent pas. Il faut bien tout expliquer quand même, et puis cela dénote bien plus d'intelligence, exige plus d'efforts d'imagination que de croire simplement ce qui est, que de regarder et consulter la nature si sage, si prévoyante, toujours la même, toujours constante, elle qui suit, pas à pas, l'enfant que Dieu a créé! Quand donc l'homme voudra-t-il la comprendre et l'imiter? Mais non, un enfant vient de naître, il a hâte de transgresser ses lois. Il lui donne une alimentation autre que celle qu'elle lui a préparée. En vain l'enfant dépérit, en vain la maladie

3.

s'en empare pour ne plus le quitter, en vain il meurt. Qui peut compter sur la vie d'un enfant?

Notre intention n'est pas d'attaquer ici les erreurs et les préjugés qui assiégent l'homme dans son berceau, pour en faire un véritable martyr. Ils sont aussi nombreux, aussi variés qu'il y a non-seulement de localités dans un pays, mais encore, nous le dirons, autant qu'il y a de commères autour de lui. Il faudrait des volumes énormes, et ce serait en pure perte, car, dire aux hommes qu'ils se trompent, c'est les fortifier dans leur opinion. Notre seul but est de prouver, par l'étude de la nature, par l'anatomie et la physiologie, que l'homme, comme tous les êtres de la création, naît dans des conditions telles, qu'il lui faut une nourriture toute spéciale; que la nature, en prenant soin de lui fournir cette nourriture et de la placer à sa portée, en a fait une loi fixe, immuable comme elle. Vouloir s'y soustraire, vouloir changer l'ordre établi par le Créateur, c'est non-seulement faire une faute, mais encore s'exposer à commettre un homicide.

Certes, nous ne prétendons pas dire qu'en suivant les prescriptions de la nature les enfants que vous élèverez seront exempts de maladie, qu'il n'y aura plus pour eux ni pneumonies, ni fièvres cérébrales, car tous les âges y sont sujets; mais pour nous il est démontré que le premier âge y est moins sujet que les autres, et que les enfants élevés au lait, rien qu'au lait, suivant les lois de la nature, étant plus forts, plus robustes, mieux constitués, résistent mieux aux accidents morbides qui peuvent les atteindre et qui sont le partage de l'humanité.

En résumé, nous disons : L'anatomie de l'enfant nous démontre qu'il naît avec des organes imparfaits, et même que quelques-uns des plus importants manquent, tandis que ceux qui doivent fonctionner, dès son entrée dans la vie, sont complétement formés.

La physiologie nous enseigne que les organes que l'enfant possède en naissant ne fonctionnent que d'une manière imparfaite; par conséquent, il est impossible qu'ils puissent élaborer aucune des diverses substances qui concourent à l'alimentation de l'homme; l'enfant ne peut se livrer à aucun mouvement, à aucun travail, et, par suite, ne dépense pas ou dépense peu; il n'a donc besoin que d'une nourriture nécessaire à son développement et à la perfectibilité de ses organes. Jusqu'au moment de la naissance, le sang a suffi à sa formation; c'est encore ce sang qui, sous une autre forme, doit y suffire pendant un temps indéterminé; l'enfant n'a quitté le sein de sa mère que pour avoir l'air et la lumière, devenus pour lui indispensables. Donner une nourriture autre que le lait à l'enfant, c'est s'exposer à créer en lui un état de maladie, la pléthore ou surabondance de séve, qui, vu la nature des substances employées, détermine l'état lymphatique, les engorgements des glandes et des ganglions, le rachitisme, la scrofule, etc., et souvent, en forçant l'estomac et les intestins à un travail auquel ils ne sont pas encore aptes, y appelle un mouvement fluxionnaire permanent qui peut engendrer une inflammation toujours prête à éclater à la moindre occasion, et menacer la vie de l'enfant.

Enfin, l'observation de la nature nous montre que les petits des animaux qui naissent dans les mêmes conditions physiques que l'homme et qui ne sont nourris que de lait, rien que de lait, auxquels les mères ne donnent ni bouillie, ni bouillon, ni biscotte, etc., se développent bien, passent la première enfance sans accidents, sans maladies, et ne nous offrent ni rachitiques, ni scrofuleux.

Nous concluons donc : la nourriture de l'enfant qui vient de naître, la seule qu'il puisse digérer, la seule qu'il doive prendre, c'est celle que la nature lui a préparée, que sa mère porte dans ses mamelles; en un mot, du lait, rien que du lait.

Voulez-vous élever l'enfant que Dieu vous envoie,

voulez-vous en faire un homme sain et robuste, donnez-lui, pour toute nourriture, le lait de sa mère, et contentez-vous d'assister à son développement, de veiller à sa sûreté, sans plus vous mêler de sa nourriture que vous ne le faisiez alors qu'il était encore enfermé dans le sein de sa mère.

L'AIR.

Nous avons vu qu'à une certaine époque de la vie embryonnaire, les êtres organisés venaient, au dehors, chercher l'air et la lumière, éléments indispensables à leur développement ultérieur, aussi indispensables même que la nourriture, puisque sans eux la vie est impossible. La plante, tout en continuant d'enfoncer ses racines dans le sol où elle est née, pour y puiser sa nourriture, soulève la terre qui la recouvre et étale au dehors ses premières feuilles, dites feuilles germinales, pour respirer l'air et recevoir la lumière qui l'environnent de toutes parts. Ces feuilles sont pour la plante, ce que les poumons sont pour l'animal. Celui-ci rompt sa coquille, le fœtus déchire ses membranes et quitte le sein de sa mère, dans le même but. Alors pour eux commence la seconde phase de la vie réelle, la première de la vie commune.

L'air et la lumière sont donc nécessaires à tous les êtres de la création; sans eux, la plante ni l'animal ne sauraient vivre. Voyez ce qu'ils deviennent lorsque ces éléments sont insuffisants, et qu'ils n'en reçoivent que juste ce qu'il faut pour ne pas mourir. Mettez un jeune arbre au milieu d'autres arbres déjà vieux, et dont les branches et les feuilles le couvrent de toutes parts. Comme il est fluet, comme il a l'air triste; les quelques feuilles qu'il porte sont pâles, inclinées; il semble vouloir s'élancer vers le ciel et chercher entre ses voisins un espace libre où il puisse respirer plus à l'aise. N'avez-vous pas vu cela vingt fois dans nos jardins publics? Examinez ces enfants élevés dans les quartiers populeux, dans ces rues étroites, dans ces logements humides, que le soleil ne visite jamais et qui renferment quatre fois autant d'habitants qu'ils devraient en contenir : ils sont maigres, chétifs, souffreteux ; ils ont l'air triste. Regardez à côté ces enfants élevés à la campagne, gros, forts, à figure épanouie et riante. C'est que ceux-ci ont de l'air en abondance et le respirent à pleins poumons. Sans air et sans lumière, quelques soins que vous ayez de votre enfant, il sera toujours chétif et son développement sera imparfait.

C'est que l'air joue un rôle immense dans la nature. Mis en contact avec la séve par les feuilles ou avec le sang par les poumons, il se décompose, abandonne une partie des éléments qui le constituent, les vivifie et les rend aptes à fournir à chacun des organes les matériaux propres à sa nutrition et qui lui permettent de remplir ses fonctions et de réparer les pertes qu'il a éprouvées.

Dès qu'il devient plus rare, ou que, par une cause quelconque, il ne peut plus pénétrer dans les poumons, l'animal meurt. Il en est de même s'il cesse d'être pur et s'il est mélangé à d'autres gaz nuisibles à la vie; or, c'est ce qui a lieu par le fait même de la respiration. L'air pur qui pénètre dans le poumon est absorbé en partie par sa combinaison avec le sang, le reste en est chassé par l'expiration et entraîne avec lui une certaine quantité d'acide carbonique qu'il trouve tout formé dans le sang, et est essentiellement nuisible à la vie. Or, on comprend que si l'individu respire dans un espace très-resserré où l'air ne se renouvelle pas, il arrivera un temps où celui-ci aura perdu la plus grande partie de ses qualités vivifiantes pour se changer en air nuisible, et pourra occasionner sinon la mort de l'individu, au moins une perturbation notable dans sa santé. C'est ce qui a lieu lorsque vous placez un oiseau ou une plante sous une cloche de verre, de manière à ce que l'air qu'ils respirent ne puisse se renouveler.

Au bout d'un temps plus ou moins long, le sujet de l'expérience succombe.

Il est donc très-important, non-seulement que l'enfant respire, mais encore que l'air qui l'environne soit renouvelé fréquemment. Laissez-le donc respirer en liberté; point de voile, point de linge autour de sa figure. Qu'avez-vous à craindre? Ses poumons et sa peau n'ont-ils pas tout le développement nécessaire pour fonctionner? Ne gênez donc en rien cette fonction, et, sous prétexte de froid, ne lui cachez pas la figure sous un monceau de châles et de fichus. Mettez-le dans son berceau la figure découverte, et si vous voulez des rideaux, qu'ils soient faits d'étoffe légère, facile à se laisser traverser par l'air, placés à une hauteur convenable au-dessus de sa tête (2 pieds au moins), et qu'il y ait entre eux un espace libre, afin que l'air puisse pénétrer aisément et circuler autour de lui.

Nous ne prétendons pas dire, comme Rousseau, qu'il ne faut pas défendre l'enfant contre le froid, et qu'à l'exemple des anciens Scythes, vous deviez exposer vos enfants tout nus aux intempéries des saisons. Nous pensons que s'il est bon d'habituer de bonne heure les enfants à supporter les vicissitudes de l'atmosphère, cela ne doit se faire que lentement, peu à peu et à mesure qu'ils se développent. Aussi déplorons-nous ici l'exigence de la loi, qui veut que, dans les vingt-quatre heures qui suivent la naissance, l'enfant soit porté à la mairie pour y faire constater son état civil, quelle que soit la saison, quelque temps qu'il fasse ! Jamais nous n'avons pu rencontrer sans un serrement de cœur ces malheureux petits êtres pouvant ainsi contracter des affections graves et souvent exposés à l'asphyxie, par suite des précautions dont on est obligé de les entourer pour les soustraire au froid et à la pluie. Aussi nous nous associons de tout cœur au vœu de notre honorable confrère, qui demande que l'on fasse pour les vivants ce que l'on fait pour les morts, la constatation à domicile, comme cela se pratique chez nos voisins les Belges. Espérons que sa louable persévérance sera bientôt récompensée et que l'on ne verra plus ces pauvres enfants transportés, par la pluie, la neige et le froid, à des distances quelquefois considérables, faute à leurs parents de pouvoir se procurer une voiture.

DE LA CHALEUR.

Il est d'autant plus important que l'enfant nouveau-né respire en toute liberté, que l'acte de la respiration est le principal moteur de la chaleur animale. C'est en grande partie par lui qu'elle se produit.

L'enfant, dans le sein de sa mère, n'a pas en propre de chaleur sensible; il n'a que la température de sa mère, 36 à 37° c. (Müller), et, dès qu'il en est séparé, cette température baisse de quelques degrés (Milne Edwards) : si alors vous gênez ou entravez la respiration, cet abaissement de température tend encore à augmenter. C'est ce qui a lieu chez les individus cyanosés, c'est-à-dire dont la peau prend une teinte noire par suite d'un obstacle à la respiration, tels sont les asthmatiques et les cholériques. Chez ces derniers surtout la température du corps peut descendre à 27 ou 26° c. (Müller), par suite de la gêne qu'ils éprouvent dans l'accomplissement de l'acte respiratoire. Sans doute vous avez la ressource de la chaleur fictive, des vêtements dont vous couvrez l'enfant, mais cette chaleur, quelque grande qu'elle soit, n'a pas une très-grande influence sur la température du corps, elle ne l'élève que de quelques degrés seulement (Delaroche et Berger); mais elle ne saurait la remplacer. La respiration seule peut la faire naître et les vêtements ne servent qu'à l'entretenir, en empêchant le contact de l'air extérieur et la déperdition de calorique qu'il entraîne.

DE LA LUMIÈRE.

De même que l'air, la lumière a une influence bien manifeste sur tous les êtres organisés. Si la vie est impossible sans air, sans lumière elle est incomplète. Il est vrai que la lumière indique toujours la présence d'un air pur et suffisamment renouvelé; néanmoins son action propre sur les êtres animés est incontestable. Ainsi si vous placez une plante dans un endrôit obscur, une cave par exemple, elle poussera, mais grêle, chétive; ses feuilles seront pâles, inclinées, et, si elle a des fleurs, celles-ci perdent leurs parfums et leurs couleurs. Si vous élevez des animaux dans les mêmes conditions, ils seront également chétifs, faibles, et auront de la tendance à devenir rachitiques. Les peuples qui vivent dans ces conditions présentent tous d'une manière remarquable ces caractères d'étiolement.

Tels sont les principes fondamentaux de toute éducation physique des nouveau-nés : l'air, la lumière, la chaleur et l'alimentation, principes tirés de l'étude attentive de la nature, appuyés sur l'anatomie et la physiologie du corps humain et basés sur les lois qui régissent tous les êtres de la création. C'est encore sur les mêmes bases que nous appuierons les principes de l'éducation morale.

II

ÉTAT MORAL

DE L'ÉDUCATION MORALE.

L'éducation morale de l'enfant commence dès sa naissance, dit Gardien, et c'est, il faut bien le dire, peut-être le moment le plus difficile. En effet, peu de mères veulent se soumettre à ne pas avoir sans cesse leur enfant à leur côté ou dans leurs bras, à l'admirer, à le regarder dormir; en en mot, à jouer avec lui comme avec une poupée. Certes, nous comprenons cette faiblesse; nous avons surpris bien des fois, et toujours avec bonheur, de jeunes mères les yeux fixés sur leur nouveau-né, et couvant d'un regard d'ineffable tendresse celui qui, un instant avant, était pour elles la cause de douleurs affreuses. Néanmoins nous devons d'autant plus insister, que cette sollicitude, toute naturelle qu'elle soit, entraîne à sa suite des inconvénients très-graves pour la mère et pour l'enfant, en les privant d'abord tous deux d'un repos nécessaire; ensuite elle devient pour l'enfant la cause de cris sans fin, cause principale pour laquelle, souvent, on l'exile de la

4.

maison, à son grand préjudice et aussi au préjudice de la mère, comme nous espérons le prouver par la suite.

Combattez donc cette faiblesse, prouvez que vous n'aimez pas votre enfant seulement pour votre passe-temps, comme Montaigne vous en accuse. Vous avez engendré, vous avez supporté toutes les douleurs de l'enfantement, votre tâche n'est pas finie. Il vous reste de grands devoirs à remplir. Cet enfant, votre joie, vous n'hésiteriez pas à donner votre vie pour lui! Eh bien, sacrifiez-lui seulement votre contentement personnel. Regardez-le, contemplez-le tant que vous voudrez, mais respectez son sommeil, il lui est indispensable. Parmi les causes qui amènent les pertes de l'économie, nous avons mentionné l'état de veille. Nous savons que l'enfant naît tellement faible, que tout mouvement lui est interdit, qu'il ne peut faire de perte, nous ajoutons qu'il ne doit pas en faire. L'état de repos qu'il a gardé pendant la grossesse, il ne peut ni ne doit le cesser brusquement; ce n'est que par intervalles très-courts, nécessaires pour prendre sa nourriture, qu'il doit le faire. Si le sommeil est indispensable à l'homme pour réparer ses forces, il est aussi indispensable à l'enfant pour accomplir son développement. Un sommeil prolongé favorise la digestion; pendant le sommeil, la digestion, l'absorption et la nutrition ont plus d'activité (Gardien). Chez l'enfant, ces actes de la vie organique n'ont qu'un but : son développement, et toute la nourriture qu'il prend doit être exclusivement employée à cet usage. Chaque perte qu'il fait est un retard pour ce développement; évitez donc d'occasionner ces pertes. Souvenez-vous, d'ailleurs, que ce sacrifice n'est que momentané; et quel dédommagement vous attend! Son premier sourire, sa première caresse seront pour vous. Sachez donc l'attendre, et imitez plutôt votre chatte, qui n'ose changer de position, quelquefois fort gênante, de peur de troubler le sommeil de ses petits; gardez-vous, par excès de tendresse, de faire naître chez votre enfant des sensations capables d'amener ces cris sans fin, qui impatientent le père et alarment sans cesse votre cœur maternel.

Quelques philosophes ont avancé qu'il fallait laisser les enfants crier, de peur de les autoriser à avoir des caprices, des fantaisies et d'en faire de petits tyrans que rien ne peut satisfaire. Nous croyons qu'ils ont trop traité l'enfant en homme. En effet, il ne peut avoir ni caprices ni fantaisies. Car l'un et l'autre supposent des idées, du raisonnement, toutes choses qui nécessitent un certain travail de la part du cerveau.

Mais pour qu'un organe puisse accomplir les fonctions qui lui sont dévolues, il faut que son développement soit complet : or, le cerveau au moment de la naissance est loin d'être dans ces conditions. Il est mou, sans consistance, sans forme bien arrêtée. Les organes des sens qui doivent le compléter en quelque sorte, et lui transmettre les sensations qu'ils perçoivent, ne sont encore qu'à l'état rudimentaire, et leur développement suivra celui du cerveau. Et puisqu'il est démontré que les idées et les sentiments ne sont autre chose que le résultat des sensations éprouvées par les sens et transmises au cerveau, celui-ci, chez l'enfant nouveau-né, ne peut donc percevoir que des sensations encore confuses et limitées, qu'il ne saurait ni assembler ni raisonner, et encore moins en former des idées.

De même que l'animal, l'enfant, dans les premiers jours qui suivent la naissance, n'a donc ni idées, ni sentiments; il ne fait qu'éprouver des sensations, et, encore de même que l'animal, il ne sait exprimer ses sensations que par ses cris, qu'elles lui soient pénibles ou agréables. En effet, il crie sitôt que l'air pénètre dans sa poitrine, il crie pour voir la lumière, il crie pour saisir un objet éloigné, il crie parce qu'une épingle le pique, il crie pour être porté, pour être bercé, il crie toujours et sans cesse, pour le plaisir de crier, parce que cela l'amuse de faire du bruit, comme cela vous amuse de vous entendre chanter.

Aussi, loin de résister à ces cris, nous pensons qu'il est très-important de les étudier avec soin, afin de discerner quelle est la nature de la sensation que l'enfant éprouve.

Si la sensation est désagréable, il criera jusqu'à ce qu'elle ait cessé de se produire, et cessera ses cris dès qu'il n'en sentira plus la cause, parce que les sensations n'occasionnent pas d'ébranlement après elles dans son système nerveux, ou, pour mieux dire, parce qu'il n'a pas encore la conscience de ce qu'il éprouve.

C'est ce qui a lieu au moment de la naissance; sortant d'un milieu de 36 à 37 degrés, et mis subitement en contact avec l'air extérieur, l'enfant éprouve une sensation pénible, aussi crie-t-il immédiatement. Mais, sitôt qu'il est emmaillotté, sitôt qu'il s'est mis en équilibre avec cette nouvelle température, par la sienne propre, il cesse ses cris et s'endort.

Si la sensation lui est agréable, l'enfant crie sitôt qu'il cesse de l'éprouver, pour ne cesser ses cris qu'au moment où cette sensation se renouvelle. Ainsi, l'action de le bercer, de marcher en le tenant dans les bras, lui causant une sensation agréable, il crie sitôt que cette action cesse.

Ayez donc soin, sitôt que votre enfant criera, de lui présenter le sein, d'examiner avec soin si rien ne le gêne dans son maillot, s'il ne s'est pas sali, s'il n'a pas une mauvaise position; et, à ce sujet, nous recommandons de ne jamais emmaillotter l'enfant qu'avec le plus grand soin. Lorsque vous êtes rassurée sur tous ces points, vous le replacez dans son berceau, et le laissez crier. Voulez-vous acquérir la certitude qu'il ne crie qu'afin d'être porté ou bercé; prenez-le un instant dans vos bras, et bercez-le doucement, ses cris cessent aussitôt, pour recommencer dès que vous le remettez dans son berceau. Oh! alors, ne cédez pas; soyez ferme, courageuse, ou plutôt, ne créez pas ces sensations. Dès le commencement, laissez-le reposer; ne connaissant pas d'autres sensations que celle de la chaleur et du repos, il ne demandera pas à en éprouver d'autres, et tous deux vous y gagnerez d'autant; surtout si, nous le répétons, vous prenez cette résolution dès l'instant de sa naissance, car tout dépend des premières sensations que vous lui ferez éprouver.

A mesure que l'enfant avance dans la vie, les organes des sens et le cerveau se développent; la vue d'abord, l'ouïe ensuite, et lui causent de nouvelles sensations. Celles-ci deviennent moins confuses, le cerveau les perçoit plus nettement et elles s'y gravent plus profondément. L'enfant vous voit, il vous sourit; il entend votre voix et s'essaye à l'imiter. Quelle joie pour votre cœur de mère ! quelle douce récompense pour tous vos sacrifices! Loin de vous ralentir, puisez-y de nouvelles forces, redoublez de soins et d'attention. Vous n'avez plus à craindre de faire naître de nouvelles sensations; tout ce qui entoure votre enfant, tout ce qu'il voit, tout ce qu'il entend, lui en fait éprouver. Veillez à ce qu'elles soient aussi agréables que possible. Efforcez-vous de les diriger; apprenez-lui à en former des idées nettes et précises, non par des paroles, ni par des récriminations, elles sont inutiles; l'enfant ne les comprend pas. C'est par des faits, c'est par vos yeux surtout qu'il faut l'instruire, car ce n'est que par les yeux qu'il peut encore communiquer avec vous; c'est dans vos yeux qu'il lit votre pensée.

Si ce qu'il veut est juste, possible, accordez-le de suite, sans hésitation; n'attendez pas qu'il pleure pour le lui donner. Si c'est injuste ou impossible, refusez net, sans restriction, sans fléchir; n'ayez pas l'air de vous apercevoir de ses cris et de ses pleurs. Tout ce qu'il voit, il le veut; n'accordez que ce qui lui est utile. Il crie, ne cédez pas. Portez-le près des objets de sa convoitise, laissez-lui y toucher, il voudra les saisir, il verra son impuissance et cessera de les demander. Une dame me racontait dernièrement que souvent elle avait entendu sa mère lui dire que, lorsqu'elle était enfant, elle avait voulu saisir une bougie allumée; elle le demandait, comme tous les enfants, par des cris sans fin. Sa mère impatientée l'avait approchée de la bougie et lui avait laissé porter la main à la flamme, très-rapidement il est vrai, mais assez pour qu'elle en sentît la chaleur. Depuis elle n'avait jamais demandé à toucher la lumière. Le moyen était peut-être sévère, mais certainement il était bon, et nous pensons que l'on pourrait l'essayer avec la précaution d'empêcher l'enfant de se blesser.

Si ce que l'enfant demande est injuste ou impossible, ne cherchez pas à donner le change à son désir en lui promettant un jouet ou un bonbon pour le faire taire; parce que vous pouvez être assurée que lorsqu'il voudra l'un ou l'autre, il vous demandera le Panthéon et vous importunera de ses cris; non pas qu'il tienne à ce qu'il demandera, mais parce que vous lui aurez appris que pour avoir un jouet ou un bonbon, il lui faut demander l'impossible. De même, si dans l'intérêt de sa santé vous avez quelque chose à lui faire prendre, n'allez pas le plaindre ni témoigner de la répugnance, même par vos regards, ni lui promettre mille choses, s'il est sage, s'il le prend bien. C'est avec indifférence qu'il faut le lui présenter, comme vous lui présenteriez du lait. Nous avons souvent constaté le fait ; l'enfant a lu dans vos yeux, il a compris que ce que vous lui donnez est mauvais, il n'en veut pas ; ni prière, ni menace ne parviendront à vaincre la répugnance que vous aurez fait naître. Ainsi point de flatterie, point de menace, encore moins de coups ! Soyez ferme et juste. Si vous promettez une chose, donnez-la de suite, punition ou récompense ; que l'exécution suive la promesse ; car à cet âge les impressions passent vite, et si vous y mettez du temps, alors que vous exécuterez la promesse elle n'aura plus de valeur, l'enfant en aura oublié la cause.

S'il persiste dans ses cris et que vous ayez la certitude que rien ne lui manque et ne le gêne, laissez-le crier ; surtout ne cherchez pas à l'apaiser en lui faisant peur d'objets chimériques, croquemitaine, etc. ; car, bien que les premières idées conçues soient très-légères, lorsqu'elles sont renouvelées souvent elles finissent par se graver dans le cerveau et à avoir par la suite une grande influence sur la vie entière. Si vous effrayez l'enfant, il devient peureux. Évitez de faire naître en lui la crainte, il ne la connaîtra pas.

De même, si votre enfant tombe ou se blesse, ne vous empressez pas près de lui avec un air alarmé, ne le prenez pas dans vos bras en le plaignant outre mesure. Un seul regard doit vous rassurer sur le danger qu'il a couru; car s'il vous voit en pleurs, s'il a vu dans vos yeux la peur que votre cœur a ressentie, soyez certaine qu'il redoublera ses cris et se plaindra beaucoup plus qu'il ne souffrira en réalité. Vous lui aurez appris à connaître la crainte de tomber ou de se blesser. Il deviendra pusillanime et craintif, et ceci, nous l'avons observé vingt fois. Voyez un enfant tomber; avant de crier, de se plaindre, il regarde s'il est vu, il cherche à lire dans vos yeux l'émotion que vous ressentez, et suivant qu'il y verra l'indifférence, la gaieté ou l'alarme, il se déterminera à se relever sans rien dire, pour continuer ses jeux, ou à rire, ou à pleurer. Il ressentira non la peur qu'il a éprouvée, il ne la connaît pas, mais celle que vous lui aurez appris à connaître.

Si ce qu'il fait est bien, applaudissez, qu'il voie dans vos yeux du contentement; prodiguez-lui vos caresses. Si c'est mal, qu'il y lise le blâme, refusez-lui vos baisers, vous lui apprendrez ainsi à discerner entre le bien et le mal, et il vous comprendra. Si dès le principe vous l'avez habitué à ce langage muet, à ces signes d'approbation ou d'improbation, soyez sûre qu'avant de rien demander, avant de rien faire, il cherchera à lire dans vos yeux s'il doit le faire.

L'homme, avons-nous dit, de même que l'animal, dans les premiers temps qui suivent la naissance, n'a ni idées ni sentiments, et ici encore nous pouvons en donner des preuves irrécusables. Qui n'a pas vu un chien ou un cheval dressé? Certes ce n'est pas à la parole qu'il obéit, il l'entend, mais ne la comprend pas; c'est aux yeux de son maître, qui n'est arrivé à ce résultat que par la répétition souvent renouvelée des mêmes actes, en témoignant par des caresses son contentement lorsque l'animal avait réussi, ou son mécontentement par des coups, s'il faisait mal. Observez travailler ces singes et ces chiens savants, voyez-les fixer les yeux sur leur maître, épier ses moindres gestes, les moindres plis de son visage et chercher à lire dans ses yeux ce qu'il va leur commander. Élevez vous-même un chien, et voyez avec quel soin il vous regarde, comme il sait lire dans vos yeux quelles sont vos intentions. Êtes-vous triste, il est triste; êtes-vous joyeux, il joue, il saute autour de vous; devez-vous sortir, sa queue s'agite, il se dresse, détend ses membres et vous devance, avant même que vous ayez formulé votre pensée; devez-vous le châtier, l'oreille basse, la queue entre les jambes, il rampe à vos pieds et attend sa sentence avant que vous l'ayez prononcée.

Voyez votre chatte : lorsque le temps est venu d'apprendre à ses petits à ne point salir votre chambre, elle ne crie pas, elle ne les frappe pas; elle les appelle, les conduit à l'endroit à ce destiné, et leur enseigne ainsi à y venir.

C'est que l'animal n'a, comme l'enfant, que des sensations qui ne font naître qu'un certain nombre d'idées; ne pouvant comprendre votre langage ni par l'ouïe, ni par la parole, il concentre toutes ses facultés dans les organes qui transmettent directement les sensations qu'il éprouve : la vue et l'odorat.

L'enfant et les sourds-muets se trouvent dans les mêmes conditions, puisque chez eux l'ouïe ne fonctionne pas ou ne fonctionne que d'une manière imparfaite, et que la parole articulée n'existe pas. L'œil seul agit, et c'est par cet organe seul qu'ils peuvent être en relation avec vous.

Si nous avons été assez heureux pour nous faire comprendre, on doit voir par ce qui précède qu'il n'est ni aussi difficile, ni aussi pénible d'élever des enfants, comme on le dit chaque jour. L'enfant s'élève comme la plante, comme l'animal : il demande les mêmes soins, la même persévérance, rien de plus. Ce qui est difficile, c'est de se mettre à sa portée; c'est de ne pas se souvenir de ce que l'on sait, ou plutôt de se rappeler comment on l'a appris; c'est d'employer son intelligence à suppléer à l'intelligence de l'enfant, comme on supplée à celle d'un animal quelconque; c'est enfin de diriger cette jeune intelligence, à mesure qu'elle se développe, vers ce qui est bien et juste, non par des paroles, non par des menaces, encore moins par des coups, mais par des exemples et par les moyens à sa portée: les yeux! les seuls qui le mettent en communication avec votre pensée. Combien ne voit-on pas d'enfants arrogants, insolents, insupportables en un mot, et les parents d'applaudir, de rire à se tordre! Qu'il est espiègle! qu'il est gentil! fi! le méchant!... et tout cela avec force caresses. Puis, quand l'enfant commence à grandir, quand il s'attaque même à son père, on se plaint, on veut le corriger; que de peine! que de mal! et à qui la faute? C'est dès le début, dès l'instant de la naissance qu'il fallait s'y prendre; maintenant il est trop tard. Quand vous voulez avoir une bonne récolte, vous ne jetez pas vos semences au hasard, sur une terre battue; vous n'attendez pas qu'elle soit mûre pour arracher les mauvaises herbes; vous commencez par nettoyer cette terre, la préparer, la rendre meuble. C'est dès le début que vous sarclez vos champs. La première enfance, c'est la terre où vous voulez semer: si vous voulez récolter, préparez-la donc avec soin, façonnez-la, ne souffrez pas que les mauvaises herbes y prennent racine. Ne voyez pas dans l'enfant un homme, voyez en lui un être chétif, dépourvu de tout, sans idées, sans intelligence, sans force, une plante, un animal enfin, et traitez-le comme tel. Accordez à ses organes encore imparfaits le temps nécessaire à leur développement; suivez ce développement avec soin, avec attention, afin de diriger vers le bien les diverses sensations qu'ils éprouvent au fur et à mesure de leur perfectionnement. Faites en sorte qu'il apprenne de bonne heure à distinguer entre les soins qu'il doit à votre sollicitude maternelle et ceux que vous n'accordez qu'à son importunité; surtout ne cherchez pas à faire naître en lui des idées qu'il ne peut concevoir, encore moins comprendre. Agir autrement, c'est vouloir couronner un édifice avant d'en avoir bâti les fondations.

Essayons maintenant d'appliquer les principes que nous venons de donner à l'éducation physique et morale des nouveau-nés, en indiquant tout à la fois et les soins que le corps réclame et ceux que l'on doit donner à son intelligence. Nous suivrons l'ordre naturel, c'est-à-dire le degré d'importance qu'ils présentent suivant le développement des organes.

III

ÉDUCATION PHYSIQUE ET MORALE

LA NAISSANCE.

Les douleurs avertissent la mère que son enfant va naître. Vous préparez de suite tout ce qui est nécessaire pour le recevoir.

Bien que les détails dans lesquels nous allons entrer soient le fait de l'accoucheur ou de la sage-femme, nous croyons devoir les placer ici, parce qu'il peut arriver que l'accouchement ait lieu en leur absence, et qu'alors les personnes qui sont présentes sont souvent très-embarrassées. Il leur suffira, pour sortir d'embarras, d'exécuter ce que nous allons dire, en attendant l'arrivée du médecin ou de la sage-femme.

On fait chauffer de l'eau et l'on se procure de l'eau froide.

On prépare les pièces de vêtement de l'enfant et celles de celui de la mère et on les superpose dans l'ordre suivant. Pour la mère :

Sa camisole, sa chemise, son bonnet et ses fichus.

Pour l'enfant : le lange de laine, le lange de coton, la couche, la brassière, la chemise de laine ou flanelle, la chemise de toile ou coton, une bande large de 4 travers de doigt, une compresse fendue, le bonnet, le béguin de laine ou piqué, le béguin de toile, un fort fil, long de 15 à 20 centimètres, ou plusieurs fils en double de la même longueur et cirés, une paire de ciseaux, des épingles, une éponge fine, des serviettes. Le tout disposé de manière à ce qu'il soit facile de saisir chaque objet au moment où l'on veut s'en servir. Cela fait, on s'occupe du berceau.

LE BERCEAU.

Le berceau doit être fait avec des matières légères, en osier, ou mieux en fer et en filet; il doit être fixe sur ses montants ou supports, afin d'éviter le balancement; car nous proscrivons formellement l'habitude où l'on est de bercer les enfants pour les faire taire ou les endormir. Cela leur cause une somnolence qui peut leur être agréable, mais qui, n'étant que le résultat d'une congestion vers le cerveau, par suite de la stagnation du sang dans cet organe, peut devenir pernicieuse. Les supports du berceau doivent être solides et faciles à déplacer. On place le berceau devant le lit de la mère, à sa portée; si on veut des rideaux, ils doivent être élevés, d'étoffe légère, afin que l'air et la lumière environnent l'enfant de toutes parts et circulent facilement autour de lui. Dans les premiers jours, le fond du berceau doit être garni de matières propres à conserver la chaleur : la laine ou la plume. Après les six premières semaines, on emploiera des sacs de balle d'avoine, ou du zoster, ou mieux encore des feuilles de fougère, sur lesquels on finira par placer l'enfant sans autre intermédiaire que son drap. On met par-dessus une couverture de laine ou une couverture piquée. L'oreiller sera rempli avec les mêmes matières que le fond du berceau; il doit être ni trop dur, ni trop mou.

LE MAILLOT.

L'enfant naît, on le reçoit sur un linge préalablement chauffé, et on se hâte de le vêtir, afin de conserver la chaleur qu'il tient de sa mère, et celle que la respiration va faire naître et entretenir, et qui sera sa chaleur propre.

Armé de ciseaux, on coupe le cordon placentaire qui l'unit à sa mère. Cette section se fait à deux travers de doigt au-dessus du nombril. On y applique une ligature modérément serrée, et placée environ vers le milieu, puis l'on enferme cette portion du cordon dans la compresse fendue, que l'on maintient en place à l'aide de la bande passée autour du corps.

Cela fait, on lave, avec l'éponge imbibée d'eau tiède, la tête de l'enfant, on l'essuie légèrement avec un linge bien sec, et on lui met ses béguins: d'abord celui de toile, puis celui de laine, et enfin le bonnet de fantaisie.

Après avoir passé l'éponge mouillée dans l'eau tiède sur tout le corps de l'enfant, et après l'avoir bien essuyé avec un linge sec et chaud, on l'habille; d'abord la chemise de toile, celle de laine et la brassière; puis enfin on l'emmaillotte, d'abord dans le lange de toile que l'on assujettit autour de la poitrine au-dessous des aisselles, et dans lequel on enveloppe séparément chaque membre inférieur de l'enfant; puis on réunit l'excédant de lange, on le replie au-dessous des pieds de l'enfant, et on le place au-devant des jambes. On enveloppe le tout avec le lange de coton, dont on ramène l'excédant en arrière des jambes, puis enfin on applique le lange de laine que l'on ramène également en arrière.

Nous passons rapidement sur ces détails, qui, nous le répétons, sont le fait de l'accoucheur ou de la sage-femme. La seule règle à suivre et que nous signalons comme très-importante, c'est d'avoir soin que ces vêtements soient préalablement chauffés; d'éviter qu'ils ne soient serrés, surtout pour les langes. On doit toujours passer les doigts entre eux et la poitrine de l'enfant; n'oublions pas qu'il est né pour respirer, qu'il doit le faire amplement. Ayons donc soin que ses vêtements ne serrent pas la poitrine, et ne l'empêchent de prendre toute l'ampleur désirable, que rien ne vienne gêner les mouvements qui doivent concourrir à l'accomplissement de cette importante fonction.

Nous recommandons également de toujours laisser les bras de l'enfant libres, d'abord parce que les mouvements qu'ils exécutent concourent aussi dans une certaine mesure à l'acte respiratoire, ensuite parce que leurs petites mains appliquées sur le sein, pendant l'allaitement, ne sont pas sans aider à en faire sortir plus facilement le lait par la douce pression qu'elles y exercent.

Ici se présente une question gravement et souvent débattue, et qui n'a pas, suivant nous, une importance réelle. Faut-il se servir de liens pour tenir les vêtements de l'enfant, ou d'épingles? Il nous est indifférent de nous servir des uns ou des autres, à condition que les lacets ne feront jamais le tour du corps de l'enfant, et que les épingles seront placées de manière à ne pas se détacher, à ne pas piquer l'enfant, ce qui peut occasionner des cris, dont il est quelquefois difficile de trouver le motif.

De toutes les manières d'emmaillotter les enfants, nous préférons celle que nous venons de décrire, parce qu'elle ne gêne en rien l'enfant, et lui laisse toute la liberté des mouvements de la poitrine et du ventre, mouvements nécessaires, avons-nous dit, à l'accomplissement de la respiration; parce qu'elle est suffisante pour tenir en équilibre les diverses parties de son chétif individu; enfin parce qu'elle permet de maintenir sa température à un degré convenable.

Quant au lavage de l'enfant, jusqu'à ce qu'il soit débarrassé de toute la matière grasse dont il est quelquefois recouvert, nous pensons qu'il est au moins inutile de le faire et quelquefois même dangereux; inutile, parce que certains enfants sont couverts d'un enduit tellement tenace que l'eau glisse dessus sans le détacher; dangereux, parce que les frottements réitérés, ainsi que l'eau chaude que l'on est obligé d'employer, peuvent irriter la peau, l'enflammer et occasionner des indispositions graves. Dans tous les cas, c'est perdre un temps précieux pendant lequel la température du corps de l'enfant baisse et peut, malgré l'activité de sa respiration, amener un refroidissement toujours à craindre. Nous n'employons donc ni les bains chauds, ni les bains froids, comme le conseillent quelques auteurs ; ces derniers nous paraissant encore plus dangereux à cause des réactions qu'ils produisent, réactions qu'il n'est pas possible de limiter, suivant tel ou tel individu. Nous en dirons autant pour le beurre et l'huile, qui nous paraissent plutôt propres à augmenter la crasse qu'à la diminuer. Une fois votre enfant vêtu, vous vous hâtez de le placer dans son berceau, et vous le laissez reposer plusieurs heures avant de lui présenter le sein.

L'ALLAITEMENT.

Les auteurs ne sont pas d'accord sur l'époque à laquelle on doit donner le sein à l'enfant. Les uns veulent que l'on attende vingt-quatre, trente-six et même quarante-huit heures; d'autres veulent que la fièvre de lait soit passée.

Si nous consultons la nature, elle nous indique elle-même le moment opportun; les petits des animaux s'attachent aux mamelles de leur mère presque aussitôt qu'ils sont nés. Le premier acte de l'enfant, sitôt sa naissance, n'est-il pas de porter ses petites mains à sa bouche et de chercher à teter les manches de ses brassières? Peu d'heures après l'accouchement, la mère ne sent-elle pas un mouvement inaccoutumé dans ses seins qui lui fait dire que le lait monte? Le premier lait n'a-t-il pas des propriétés toutes particulières? Il est limpide, séreux, assez semblable à de l'eau trouble; il est légèrement acide, son action purgative dispense d'employer les médicaments qui, tels inoffensifs soient-ils, peuvent irriter le canal intestinal et ne sauraient du reste le suppléer avec avantage. Sitôt que la fièvre de lait commence, le lait perd ces propriétés pour en acquérir de nouvelles. Si nous ajoutons les avantages que procure une succion commencée de bonne heure, alors que les seins sont encore mous, nous trouvons qu'elle rend la formation des mamelons, ou bouts de sein, plus facile pour l'enfant et moins douloureux pour la mère. En titillant, excitant les glandes mammaires, elle rend la sécrétion du lait plus prompte et plus active; elle prévient l'engorgement des seins, et par suite les accidents qui peuvent en dépendre, tels qu'abcès ou gerçures; elle procure à l'enfant le premier lait si utile pour faire évacuer le méconium et prévenir les coliques qu'occasionne le séjour de cette matière dans ses intestins. Enfin une succion faite de bonne heure prévient la fièvre de lait, ou la rend moins forte, et permet d'éviter ses suites fâcheuses.

Tout nous indique donc que c'est après un repos de quelques heures, déterminé par l'état de veille ou les cris de l'enfant, qu'il faut lui présenter le sein, que la sécrétion du lait soit ou non commencée. Dans ce dernier cas, après un essai plus ou moins prolongé, on retire le sein à l'enfant et on lui fait prendre un peu d'eau tiède, sucrée et aromatisée avec de l'eau de fleurs d'oranger.

Ayez soin dans les premiers jours de présenter alternativement l'un et l'autre sein afin d'éviter que l'un des deux ne s'engorge; parce qu'alors la succion y deviendrait plus douloureuse pour la mère et pourrait occasionner des gerçures, en même temps qu'elle serait plus pénible pour l'enfant, qui finit par se rebuter et souvent refuse de le prendre.

Ce premier repas de l'enfant terminé, vous défaites son maillot, vous examinez si les couches sont salies, afin de les remplacer par de nouvelles bien sèches et chaudes. Un moyen très-simple d'en avoir toujours à sa disposition, dans ces conditions, c'est d'en placer plusieurs à l'avance sous l'oreiller ou le matelas de la mère. Ceci fait, vous replacez l'enfant dans son berceau et le laissez dormir.

Pendant les quatre ou cinq premiers jours, jusqu'à ce que la fièvre de lait soit passée, l'enfant doit prendre le sein toutes les heures, au moins toutes les deux heures, jusqu'à ce que la lactation soit bien régularisée. Une fois ce temps passé, vous mettez un plus grand intervalle entre les repas de l'enfant, trois ou quatre heures, temps nécessaire à l'accomplissement de la digestion, et indiqué par les expériences physiologiques, qui démontrent, en outre, qu'il est au moins imprudent d'introduire de nouveaux aliments dans l'estomac, avant que celui-ci soit entièrement débarrassé de ceux qu'il renferme. Bien que nous sachions que jamais l'accumulation du lait dans l'estomac de l'enfant n'occasionne d'accidents fâcheux; car, dans ce cas, l'organe s'en débarrasse sans effort, sans vomissement, mais par simple régurgitation; néanmoins, en troublant une digestion déjà commencée, il peut déterminer des coliques qui font crier l'enfant. En outre, il a l'inconvénient de distendre le viscère, d'augmenter sa capacité, et de rendre l'enfant insatiable, sans profit pour son développement; puisqu'il est démontré que ce n'est pas la quantité d'aliments qui nourrit, mais bien la qualité et surtout une bonne digestion.

C'est donc huit ou neuf fois dans les vingt-quatre heures que vous aurez à donner le sein à l'enfant pendant les six premières semaines qui suivent la naissance. A cette époque, vous commencez d'abord à diminuer peu à peu le nombre des repas pendant la nuit, en augmentant l'intervalle entre eux, de manière à ce qu'il ne prenne le sein qu'une seule fois, vers le milieu de la nuit.

Vous ne devez jamais réveiller les enfants pour les faire manger, non dans la crainte de leur donner des habitudes (l'enfant ne peut avoir des habitudes à cet âge, sa vie est trop active; chaque jour, de nouvelles sensations arrivent à son cerveau et lui font oublier les sensations de la veille), mais vous ne devez pas le faire, uniquement pour respecter son repos, si nécessaire à son développement.

Évitez aussi de laisser votre nourrisson s'endormir au sein. Car, si vous vous endormez près de lui, il peut continuer la succion pendant le sommeil, et, par là, vous épuiser. En outre, il arrive quelquefois de grands malheurs : l'enfant étouffé par sa mère endormie! Pour obvier à ces inconvénients, il faut que la mère ne donne jamais le sein, étant couchée; c'est, assise sur son lit, qu'elle doit le faire. Dans cette position, elle risque moins de s'endormir, et peut mieux surveiller l'enfant.

Arrivé à l'âge de six ou sept mois, l'enfant ne doit plus manger la nuit; il doit la passer entière à dormir. S'il s'éveille et crie, donnez-lui un peu de lait à boire. Dans la journée, ses repas seront plus longs, et, par conséquent, plus copieux; et si vous ne les croyez pas suffisants, vous pouvez lui donner du lait, dans les intervalles, mais rien que du lait. A cet âge, les mouvements sont plus actifs, le sommeil plus profond et moins prolongé, l'état de veille plus long, et le besoin de mouvements plus impérieux. Aussi, devez-vous cesser de l'emmaillotter pendant le jour. Une couche ployée en mouchoir, placée autour des reins, la pointe relevée par devant, entre les jambes, et une robe longue, suffisent; vous lui laissez ainsi toute liberté dans ses actions. Il s'agite, remue sur son berceau; la tête un peu relevée et les rideaux ouverts. Le maillot ne doit plus servir que pour la nuit. Vers cet âge aussi, vous devez sortir l'enfant plus souvent, en ayant soin, d'abord, de choisir l'heure pendant laquelle il est éveillé, et de borner la promenade dès que le sommeil le prend.

Lorsque vous portez l'enfant à la promenade ou dans la chambre, vous devez le tenir couché sur vos bras, dans une position presque horizontale; car, à cet âge, les os et les cartilages qui composent la colonne vertébrale sont encore mous et peuvent se laisser déprimer par le poids du corps, qui porte tout entier sur le bassin. De là, des déviations plus ou moins graves. Nous recommandons spécialement, à cet âge, de ne jamais porter les enfants nus sur les bras, afin d'éviter tout frottement sur les parties sexuelles; cela pourrait avoir des conséquences funestes pour leur santé et même pour la vie, en faisant naître chez eux des sensations qui provoquent souvent de mauvaises habitudes.

Votre enfant a atteint ses dix mois; vous ne devez plus le tenir sur vos bras ou sur vos genoux, que le temps nécessaire pour lui donner à manger et le nettoyer; encore moins devez-vous le laisser, le jour, dans son berceau, si ce n'est pour dormir. C'est à terre, sur un tapis ou un paillasson, que vous devez le coucher sur le dos, et le laisser gigotter à son aise. Le temps est venu où ses organes, suffisamment développés, demandent à agir. S'il a moins de sommeil, il a plus besoin d'exercice, et, à mesure qu'il grandit, ce besoin de mouvement, d'agitation, devient plus impérieux. Ne croyez pas, lorsque vous avez promené l'enfant sur vos bras toute une journée, que vous lui ayez procuré un exercice suffisant et salutaire; non, le peu qu'il en a pris lui a été inutile, sinon nuisible : il a agité sa tête et ses bras, mais le corps, il l'a tassé sur lui-même, c'est sur son bassin qu'il l'a fait mouvoir, au risque de fléchir sa colonne vertébrale. Mais les jambes? Rien. Si, au contraire, vous l'avez placé sur le dos, appuyé sur un corps dur, résistant, il y prend son point d'appui ; veut-il remuer les bras ou les jambes, le corps porte tout entier sur le sol ; veut-il se rouler sur lui-même, c'est encore sur le sol qu'il pose ses jambes et ses mains, jamais ce n'est aux dépens du bassin : tous ses organes de mouvement se développent simultanément et acquièrent plus de force et de vigueur. Libre de tous ses membres, il s'exerce seul et sans cesse à satisfaire le besoin d'action qui le tourmente, et que la nature lui donne. Comme ses efforts sont en raison de ses forces, jamais il ne fait rien qu'il ne puisse faire; et comme ses efforts sont constants, il acquiert rapidement plus de vigueur, plus de sûreté dans ses mouvements. Veut-il saisir un objet éloigné, c'est d'abord en rampant, en se roulant sur lui-même, qu'il va l'atteindre. Une fois l'objet en sa possession, il se dresse sur son séant pour jouer avec. Bientôt il se traînera sur ses petits membres vers un autre objet de sa convoitise, et il finira par se dresser debout, sur ses pieds, pour aller le chercher. En un mot, il deviendra plus fort, plus précoce que l'enfant que vous portez sans cesse, et auquel vous vous efforcez d'apprendre à se mouvoir, à se tenir debout, à marcher; sans savoir s'il est capable de le faire, et au risque de le rendre difforme, en faisant ployer ses membres encore trop délicats pour supporter le poids du corps; en faisant fléchir, les uns sur les autres les os de sa colonne vertébrale, encore trop faibles pour résister aux tractions des muscles et aux mouvements que vous leur imposez. Et cela est tout simple, la nature ne fait rien par secousses ; c'est toujours lentement et progressivement qu'elle opère. Voyez-vous des animaux contrefaits, bancals, bossus ? leur mère ne les porte pas, elle ne leur impose ni bourrelet, ni lisière, ni chariot ; aucune entrave ne les gêne. Libres de leurs mouvements, ils s'exercent, ils s'apprennent eux-mêmes sans aide, sans soutien, suivant leur force. C'est d'abord un pas chancelant, mal assuré ; ils trébuchent au moindre obstacle ; puis, leur marche devient plus ferme, plus rapide, ils courent. Sont-ils placés sur une hauteur, ils ne sautent pas, ils se laissent tomber ; veulent-ils monter, ils grimpent. Bientôt, ils sauteront pour en descendre, et c'est en sautant qu'ils y remontent. La jeune plante ne se transforme pas de suite en un arbre magnifique ; d'abord, elle est herbe, et il lui faut des années de transformations successives pour atteindre son entier développement. Il en est de même de l'homme : ce n'est que progressivement, après de longues années, que ses forces et son intelligence parviennent à le placer au rang suprême que Dieu lui a assigné parmi les êtres de la création.

DES BAINS.

Si nous n'aimons pas laver les enfants, au moment de leur naissance, pour les raisons que nous avons dites plus haut, nous n'en sommes pas moins partisan déclaré des bains. Nous les considérons même comme étant d'une nécessité absolue; seulement, nous ne les recommandons que cinq à six jours après la naissance, quand le cordon est tombé, l'ombilic cicatrisé, et que l'enfant a acquis, par la respiration, toute sa température propre. Alors, vous placez l'enfant dans un bain tiède, afin de nettoyer, d'entretenir la souplesse de sa peau, et de lui permettre de remplir ses fonctions d'exhalation et de respiration. La durée du bain doit être de vingt à trente minutes; il faut le répéter tous les jours ou tous les deux jours au plus. Si l'enfant est fort, vous conservez le bain tiède, de 20 à 25 degrés centigrades; si, au contraire, il est faible, vous abaissez graduellement la température de l'eau, de manière à lui faire prendre un bain presque froid, dans lequel vous faites dissoudre une demi-livre de sel gris. Nous disons presque froid, car nous proscrivons les bains froids dans une baignoire, à cause des sensations pénibles qu'ils procurent aux enfants; et surtout à cause des réactions qu'ils produisent, réactions qu'il est impossible, avons-nous dit, de limiter suivant tel ou tel individu, et que le médecin seul peut diriger, suivant le résultat qu'il se propose d'obtenir. Aussi n'est-ce que comme traitement que nous les accordons, et encore doivent-ils être de très-courte durée, cinq à dix minutes au plus.

Pour nous, le bain froid n'est vraiment salutaire que dans l'eau courante, alors que l'on peut y joindre l'exercice; aussi les regardons-nous comme indispensables dans la seconde enfance.

L'usage fréquemment répété des bains présente de très-grands avantages, tant sous le rapport de la propreté que comme élément d'éducation physique. En débarrassant la peau des corps étrangers qui s'y attachent et obstruent ses pores, ils lui donnent plus de force et d'activité pour exécuter les fonctions qu'elle doit remplir, et ils rendent les articulations plus souples. Enfin, c'est une précieuse ressource que l'on se ménage, pour les cas où il devient urgent d'en administrer pendant le cours d'une maladie. Souvent, nous avons rencontré, chez de jeunes enfants malades qui avaient peur de l'eau, une répugnance insurmontable qu'il eût été dangereux de chercher à vaincre.

DES VÊTEMENTS.

S'il est utile de couvrir l'enfant au moment de sa naissance, afin de le soustraire le plus promptement possible au contact de l'air ambiant, de maintenir la température qu'il tient de sa mère et celle que la respiration fait naître en lui; il est bon aussi, ce moment passé et alors que sa chaleur propre est bien établie, de l'habituer peu à peu aux intempéries des saisons. Ne craignez donc pas de le sortir souvent la figure découverte, nous ne disons pas pour l'exposer inconsidérément au froid et à la pluie; mais ne pouvez-vous donc pas l'en garantir, sans pour cela le couvrir de manière à l'étouffer? Non-seulement ses poumons et sa peau sont tout formés, mais sa respiration est plus active que chez l'homme adulte, d'un cinquième environ, et la circulation du sang se fait aussi plus rapidement (trente à quarante pulsations par minute de plus), d'où il résulte qu'il dégage plus de calorique et que par conséquent sa température propre est plus élevée. Il a donc plus de chaleur à dépenser dans un temps donné, ce qui le rend moins sensible à l'action du froid. Chez lui la vie se fait du centre (le cœur) vers la circonférence (la peau), la réaction est plus vive et plus prompte. Craignez donc moins l'action du froid que celle de la chaleur qui, portée à l'excès, occasionne le séjour du sang dans les organes intérieurs, y concentre la vie, les engorge et peut déterminer des congestions toujours funestes.

Voyez les enfants de la campagne et ceux des pauvres : ils jouent impunément dans la neige à demi vêtus ; à peine s'ils connaissent les rhumes. C'est que chez eux, à l'activité de la circulation du sang et de la respiration, se joint l'exercice du corps, ce qui détermine vers la peau une réaction prompte et salutaire. Ils ne sont pas gelés, ils sont *rouges de froid*. Votre enfant doit donc être peu vêtu en tout temps, vous devez le sortir à toute heure, en toutes saisons, sans vous préoccuper si ses mains et son visage sont froids ; car chez l'enfant il en est toujours ainsi, et les mains ne semblent chaudes qu'alors qu'il a de la fièvre.

DE LA DENTITION.

En même temps que les forces et le moral se développent, les organes se développent aussi et se complètent. Vers l'âge de huit à neuf mois, époque assez variable, rarement plus précoce, quelquefois plus tardive, les dents commencent à percer les gencives et à se montrer au dehors.

Ordinairement elles sortent par groupes réguliers: d'abord, les deux incisives médianes inférieures; 2° les deux incisives médianes supérieures et les deux latérales; 3° les quatre premières molaires et les incisives latérales inférieures; 4° les quatre canines ou œillères; 5° les quatre secondes molaires; en tout, vingt dents.

C'est une époque difficile à passer, non pas qu'elle soit dangereuse, comme on est trop porté à le croire, car en général la santé de l'enfant en souffre peu. Un peu de fièvre, du malaise accompagné de crises douloureuses, de la diarrhée plus ou moins abondante: tels sont les phénomènes qu'elle présente le plus ordinairement et qui rendent les enfants tristes, ennuyés, grognons, plus dolents et moins actifs.

Ce qui rend ce moment difficile à passer, c'est votre sollicitude, vos craintes sans fondement sérieux, qui font que vous vous relâchez de votre fermeté ordinaire. Vous vous exagérez ses souffrances; vous plaignez outre mesure votre enfant; vous lui supposez des désirs, des caprices qu'il n'a pas. Vous ne savez qu'inventer pour le distraire, le rendre joyeux; vous redoublez de cajoleries; vous connaissez votre impuissance à le soulager, cela augmente votre faiblesse pour le petit souffreteux.

Soyez plus courageuse; consultez votre médecin, qui seul peut y apporter quelque soulagement; et, rassurée sur la santé générale de votre enfant, montrez plus de fermeté.

Cet état de souffrance ne doit durer que peu de jours, et ce court intervalle suffit pour vous faire perdre tout l'ascendant que vous avez su prendre sur son esprit, et changer son moral. Vous le plaignez, il exagère sa douleur pour augmenter vos caresses; vous cédez à ses fantaisies, il en aura de nouvelles à chaque instant. Il voit l'empire qu'il prend sur vous et il en abuse. De doux et obéissant qu'il était, il devient méchant, volontaire et capricieux; et cela d'autant mieux, que maintenant il comprend vos paroles et commence à connaître toute la valeur des expressions qu'il emploie. Nous ne conseillons pas ici de faire montre d'un stoïcisme que nous savons ne pouvoir exister dans le cœur d'une mère. Ce que nous demandons, c'est de commander à votre cœur. Caressez votre enfant, mais sans affectation, sans empressement. Tout en veillant sur sa santé, surtout en empêchant la diarrhée de devenir nuisible par excès, faites-lui comprendre que vous êtes impuissante à le soulager. Il supportera alors son mal avec patience, et, dans les moments de calme que lui laisse la douleur, il sera ce qu'il était auparavant.

DU SEVRAGE.

A quelle époque ou plutôt à quel âge doit-on sevrer les enfants, c'est-à-dire substituer les aliments au lait? Question importante, capitale! Combien d'enfants meurent victimes d'un sevrage mal dirigé !

Le lait, avons-nous dit, est le seul aliment que le nouveau-né puisse digérer. « Tant que les enfants, dit M. Trousseau, restent soumis à l'alimentation naturelle et normale que la nourrice leur fournit, ils ont généralement peu à redouter des accidents du côté des intestins. »

Aussi n'est-ce qu'avec les plus grandes précautions qu'il convient de procéder à cette substitution des aliments au lait; et, dans tous les cas, vous ne devez le faire que lentement, peu à peu, d'une manière insensible en quelque sorte, et alors seulement que les organes sont en état de supporter sans inconvénient les fatigues du travail que la nature du nouvel aliment va faire subir à l'estomac. Un signe certain que le sevrage peut se faire, c'est le développement complet des seizes premières dents, c'est-à-dire à l'âge de vingt-deux à vingt-quatre mois; telle est aussi l'opinion du savant professeur de l'Hôtel-Dieu. A cet âge, ajouterons-nous, le sevrage devient obligatoire, car le lait n'est plus suffisant, et une nourriture plus substantielle doit désormais concourir au développement de l'enfant.

Si des raisons pressantes de santé pour la mère, si des considérations de fortune ou de situation exigent que l'enfant soit sevré de bonne heure, il faut au moins attendre que les deux premiers groupes de dents soient sortis, c'est-à-dire 13 à 14 mois. Avant cette époque nous pensons qu'il est toujours dangereux de donner des aliments autres que le lait, et, à défaut de nourrice, nous préférons l'allaitement artificiel.

C'est donc, dans un cas de nécessité absolue, vers l'âge de 13 à 14 mois, que nous commençons le sevrage en ajoutant au lait de la mère quelque autre substance faisant partie de la nourriture de l'homme, en ayant soin de la choisir parmi celles dont la composition chimique se rapproche le plus de celle du lait, et dont la digestion soit la plus facile. C'est d'abord du lait de vache ou d'ânesse pur, ou coupé avec une décoction de gruau; puis des bouillies de gruau, de farine de riz, de fécule de pomme de terre, du tapioca, des croûtes de pain, etc. Vous veillez surtout à ce que la substance que vous employez soit bien cuite dans du lait; car le lait doit constamment entrer pour une bonne part dans la composition de ces légers potages.

Vers l'âge de seize ou dix-huit mois vous ajoutez les bouillons de viande que vous alternez avec le lait. A mesure que le nombre des dents augmente, vous diminuez le nombre des repas au sein, que vous remplacez par la nouvelle alimentation, de manière que lorsque le dernier groupe a paru, vous cessez de donner le sein et vous commencez à habituer l'enfant aux légumes et à la viande, en un mot, à vivre de la vie commune.

Nous plaçons ici une recommandation extrêmement importante et qui doit fixer toute votre attention.

Les dents, avons-nous dit, sortent par groupes. Or, entre l'évolution complète d'un groupe et le moment où celui qui va suivre commence à sortir, il y a un intervalle plus ou moins long, six semaines, deux, trois et quelquefois quatre mois. C'est cet instant que vous devez choisir pour commencer à sevrer votre enfant. Si, au moment où vous voulez effectuer le sevrage, les dents d'un groupe ont commencé à sortir, vous attendez que toutes celles qui composent ce groupe aient achevé leur entière évolution. De même, devez-vous suspendre toute alimentation autre que le lait, au moindre signe qui annonce le travail de nouvelles dents ; l'enfant ne devant prendre que du lait pendant toute la durée de ce travail, afin d'éviter d'augmenter la fatigue que le tube digestif éprouve toujours pendant la dentition.

Ce n'est donc que par gradation que vous devez habituer l'estomac à recevoir des aliments qui exigent quelque effort de lui pour devenir assimilables. En agissant ainsi, vous le préparez doucement à une nourriture plus forte, et vous avez suivi la loi de la nature, qui veut que tout se fasse par douces transitions et sans secousse !

En même temps, vous évitez à la mère tous les inconvénients de l'accumulation du lait dans les seins, tels que gonflements douloureux et abcès. En cessant peu à peu de fonctionner, l'organe sécréteur produit de moins en moins, en sorte qu'au moment voulu, la sécrétion du lait cesse complétement sans que la mère s'en aperçoive.

Tandis que si vous sevrez votre enfant d'une manière brusque et sans ménagement, vous privez tout à coup l'estomac d'une nourriture qui lui est encore nécessaire et à laquelle il est habitué, pour la remplacer par une autre qui le fatigue, l'irrite et peut y provoquer une inflammation plus ou moins vive qui menacera sinon sa vie, du moins sa santé. Aussi blâmons-nous l'habitude de quelques nourrices qui se séparent brusquement de l'enfant qu'elles veulent sevrer, et le confient à une voisine, dans l'espoir d'arriver plus promptement à leur but. C'est un tort très-grave, car par ce moyen, non-seulement elles exposent la vie de l'enfant, le privent des soins auxquels il est habitué et de son meilleur interprète pour ceux dont il peut avoir besoin; mais encore, elles risquent leur propre santé.

Maintenant, nous le demandons : est-il difficile, pénible d'élever un enfant? Son éducation exige-t-elle tous vos soins, tous vos instants? Demande-t-elle que vous quittiez vos occupations habituelles, pour ne vous occuper que de lui?

Mais les femmes des ouvriers? Mais de pauvres mères, qui attendent après le prix du travail de chaque jour pour avoir du pain? Mais les femmes de la campagne? aucune n'interrompt son travail, et cependant elles élèvent leurs enfants et tous viennent bien. Mais les nourrices, que vous payez fort cher pour un résultat incertain, continuent de vaquer à leurs travaux habituels. Les bonnes nourrices emmènent leur enfant avec elles, le déposent sur l'herbe à l'ombre, et il ne s'en porte que mieux; les mauvaises, et malheureusement c'est le plus grand nombre, gorgent de nourriture l'élève que vous leur avez confié, et le laissent crier et pourrir dans ses ordures, tout le temps qu'elles passent dehors. Seulement, si elles ont encore leur enfant à elle, elles l'emmènent. Aussi celui-là est-il frais, rosé, c'est l'échantillon qui vous a décidé à donner le vôtre.

Vous le voyez, non-seulement le travail est possible, mais encore il est indispensable. En stimulant les organes, il maintient l'équilibre nécessaire entre les pertes et les réparations de l'économie, et active les sécrétions qu'il rend meilleures, celle du lait comme les autres. Il est donc bon qu'une nourrice travaille.

Quand aux soins que vous devez à votre enfant : de l'air, des soins de propreté, du lait et du repos pendant les six premières semaines; de l'air, des soins de propreté, du lait et de l'exercice jusqu'à ce que sa dentition soit achevée; c'est tout ce que demande son éducation physique. Son éducation morale consiste : à ne point lui donner vos caprices, vos fantaisies, vos passions; à ne point lui créer des sensations toujours nuisibles à son développement; à laisser ces sensations naître d'elles-mêmes, à mesure que ses sens et son cerveau se développent; à veiller à ce qu'elles soient aussi agréables que possible; à les diriger; à lui apprendre à en former des idées nettes et précises, et à discerner entre ce qui est bien et ce qui est mal. Tout se résume donc en ceci : ne point voir dans l'enfant nouveau-né l'homme qu'il doit être un jour; mais un être faible, sans idées, sans sentiments, qui demande du temps pour devenir un homme et pouvoir accomplir les destinées que Dieu lui accorde. Certes, pendant ce temps, vous lui devez vos soins, de l'attention, de la patience; il vous faudra vous priver de bals, de spectacles, etc.; mais aussi que de joie, de bonheur vous récompenseront de ces privations! Chaque jour vous le voyez grandir, chaque jour vous trouvez un nouveau progrès, vous éprouvez une nouvelle surprise; c'est vous qu'il caresse la première, c'est à vous qu'il adresse son premier sourire. Cette joie, ce bonheur, les avez-vous ressentis, lorsqu'après deux ans de séparation, l'enfant qui ne vous connaît pas, que vous avez à peine entrevu, rentre à la maison, plus ou moins bien portant? Et cependa que de soins, que de soucis, que de temps il vous faut dépenser, quelquefois en pure perte, pour réparer, autant que faire se peut, les désordres occasionnés par une mauvaise éducation physique et morale!

IV

DE LA NÉCESSITÉ DE L'ALLAITEMENT POUR LA SANTÉ DE LA MÈRE

S'il est vrai, comme nous pensons l'avoir démontré, que pour l'enfant le lait de sa mère est la meilleure nourriture, la seule qu'il dût prendre et que ses organes puissent digérer; il est non moins vrai que, pour la mère, le parti le plus sage, le seul qu'elle dût suivre, c'est de nourrir l'enfant qu'elle a conçu.

La nature l'exige; sa santé, sa vie même en dépendent; la morale, la vie de famille, son bonheur intérieur y sont intéressés.

Quand pour satisfaire à des exigences d'intérêts, et le plus souvent de plaisir et de tranquillité, la mère exagère à plaisir les difficultés et les embarras que pourait lui occasionner l'accomplissement de ses devoirs les plus saints; quand elle consent à abdiquer, en faveur d'une étrangère, la plus belle, la plus douce prérogative que Dieu ait donnée à la femme en la créant, celle de nourrir et d'élever l'enfant qu'il lui a confié; non-seulement elle se prive volontairement des joies bien douces qui en découlent; mais encore elle s'expose souvent à de grands dangers, et presque toujours à des accidents graves; d'autant plus graves que quelques-uns ne se révèlent que longtemps après les couches, deux, quatre, six ans, même davantage, alors que leur cause première est tout à fait oubliée. Accidents qui n'en sont pas moins presque inévitables, malgré les soins, la prudence et le savoir des personnes qui l'ont assistée lors de l'accouchement.

Parmi les dangers auxquels les femmes s'exposent en ne nourrissant pas, les uns se produisent de suite après les couches : c'est vers les seins, la fièvre de lait, qui, nulle ou presque nulle chez la femme nourrice, peut, dans le cas contraire, devenir très-grave et occasionner des accidents cérébraux souvent funestes, quelquefois même l'aliénation mentale. En outre, elle est presque toujours accompagnée de gonflements très-douloureux des seins, qui peuvent acquérir un volume énorme, ou dégénérer en engorgement, par suite du séjour prolongé du lait qui, ne trouvant pas d'issue pour s'écouler au dehors, ou dont l'écoulement n'est pas en rapport avec la sécrétion, s'y accumule, irrite la glande, l'enflamme, et cause des abcès nombreux qui nécessitent des opérations douloureuses.

Enfin ces abcès peuvent laisser après eux des noyaux de glandes indurées, qui plus tard deviendront cancer, pour peu que la femme y soit prédisposée.

Du côté des organes sexuels, les accidents se montrent quelquefois peu de temps après l'accouchement ; ce sont les pertes en blanc, le déplacement de l'organe, son inertie, et parfois une stérilité temporaire; d'autres ne se révèlent que longtemps après; ce sont l'engorgement, le catarrhe utérin, les ulcères, et même les cancers lorsqu'il y a prédisposition.

Et croyez bien que ce n'est pas là un tableau fait exprès pour le besoin de la cause que nous défendons. Malheureusement non, ces faits ne sont que trop réels et presque constants. Si nous ajoutons que, par suite de cet état de maladie, la femme perd sa fraîcheur et sa gaieté, qu'elle devient languissante; que son caractère s'aigrit peu à peu; que les rapports entre les époux deviennent plus difficiles, les devoirs pénibles et même dangereux à remplir : nous nous expliquerons pourquoi l'ennui se glisse dans l'intérieur des familles; pourquoi le mari cherche au dehors les distractions qu'il ne trouve plus chez lui. De là plus d'épanchement, plus de confiance réciproque; la morale souffre, la vie de famille est détruite et il n'y a plus de bonheur domestique!

Ce n'est pas ici une hypothèse créée à plaisir. A défaut de tout autre mérite, nous réclamons hautement celui de n'avoir écrit ces lignes que sous l'inspiration d'une conviction sincère, acquise par une observation longue et attentive des faits qui se sont présentés à nous. Aussi n'avons-nous pas la prétention de faire croire que tous les désordres dont nous parlons soient le fait seul du défaut d'allaitement; pas plus que nous n'avons avancé que la seule cause de la mortalité du premier âge était dans tout aliment autre que le lait ingéré dans l'estomac du nouveau-né. Nous n'ignorons pas combien les causes qui engendrent les maladies de l'utérus sont complexes et nombreuses; mais ce que nous soutenons, c'est que, parmi les principales, la plus fréquente sans contredit, chez les femmes mères, est celle que nous signalons.

Et, à l'appui de notre dire, nous n'irons pas chercher des exemples chez les animaux; les femelles, on le sait du reste, ne sont jamais malades des suites de la parturition, à moins que l'homme n'intervienne et ne trouble le travail de la nature, en leur enlevant prématurément leurs petits. C'est autour de nous que nous trouverons nos preuves. Demandez à cette femme naguère si vive et si fraîche, maintenant pâle et que le moindre exercice fatigue; elle a été mère, mais une étrangère a nourri son enfant! Voyez dans nos hôpitaux ces pauvres jeunes femmes, qui y séjournent des mois, des années même. Elles ont des pertes en blanc, en rouge, des déviations de l'utérus, etc.; elles ont été mères aussi, mais, pour une cause ou pour une autre, elles n'ont pas nourri, ou ne l'ont fait qu'imparfaitement. Nous ne parlons pas de celles qui ont eu des fausses couches, accidentelles ou provoquées. Cependant ce serait un exemple bien concluant pour notre thèse. Tout le monde sait qu'une fausse couche est toujours plus grave qu'un accouchement même laborieux; n'est-ce pas parce que, dans ce cas, le travail de la nature est brusquement interrompu?

Passons à des preuves d'un autre ordre. Regardez ces femmes d'un âge avancé, soixante-dix à quatre-vingts ans; elles sont gaies, alertes, jamais elles n'ont ressenti d'incommodité du côté de l'utérus, malgré une vie de labeur et de fatigue; et cependant elles ont eu six, huit, douze enfants, et plus; mais, trop mères ou trop pauvres, elles les ont tous nourris. Et les femmes des paysans? n'est-ce pas un fait reçu que les maladies dont nous parlons sont entièrement inconnues dans nos campagnes, où les femmes ignorent jusqu'à leur nom? Mais dans les campagnes toutes les mères allaitent leurs enfants, et quelques-unes même, ceux des autres. N'est-ce pas là que vous allez chercher vos nourrices?

Maintenant si nous étudions ce qui se passe dans les organes de la mère pendant la grossesse et après l'accouchement, nous nous expliquerons parfaitement pourquoi il en est ainsi.

En effet, lors de la conception, l'œuf, arrivé dans l'organe où il doit se fixer et se développer, y appelle un flux de sang extraordinaire, et d'autant plus considérable que non-seulement ce sang doit servir à le nourrir et à le former, mais encore à la nourriture et à l'accroissement de l'organe même. Ce flux de sang n'est ni brusque, ni passager; il se fait lentement et pendant un long espace de temps, le fœtus démandant neuf mois pour se développer; tandis que sa sortie se fait brusquement, en quelques heures tout au plus. Ainsi, pendant la grossesse, le sang tend chaque jour à affluer en plus grande quantité vers l'utérus, il s'y accumule en quelque sorte et dilate tous les vaisseaux qui l'y apportent. Or, lorsque l'accouchement a lieu, il continue encore quelques jours à s'y rendre; parce que l'organe, énormement distendu et ayant ses vaisseaux très-dilatés, ne revient qu'imparfaitement sur lui-même, ne se rétracte que lentement, et ne peut se débarrasser entièrement du sang dont il est gorgé, quelque quantité que la femme ait perdue pendant et après l'accouchement. Aussi ne revient-il jamais à ses conditions normales, lors même que les choses suivent leur marche naturelle et que la femme nourrit.

La nature a pourvu à cet état de choses, et au moment où l'utérus cesse d'avoir besoin de sang, et pour le fœtus et pour lui-même, d'autres organes, les seins, l'appellent aussitôt à eux pour lui faire subir un travail tout spécial, qui doit changer sa consistance et le transformer en une substance toute particulière, destinée à achever l'œuvre qu'il a commencée, le développement du fœtus; en un mot le changer en lait.

Ainsi peu d'heures après la délivrance, quelquefois avant, la femme sent, dit-elle, le lait monter. C'est le sang qui change son cours et qui, au lieu de continuer à descendre vers l'utérus, où il est devenu inutile, afflue vers les seins et y détermine un sentiment de plénitude, de chaleur et de prurit.

Dès lors il est facile de comprendre ce qui se

passe : l'utérus, ne recevant plus de sang et continuant d'en perdre chaque jour, finit par se vider complétement, ses vaisseaux se resserrent et il reprend son volume presque normal. La nature, en détournant le sang de l'utérus pour le diriger vers les seins, opère ce qu'en médecine on appelle une dérivation ; dérivation bien plus puissante que celle que l'art peut produire, car elle se fait dans l'organisme même, sans secousse ; et, en privant l'utérus d'un stimulus puissant, elle concourt à détruire l'irritation causée par le fait même de l'accouchement. Bien plus, le flux menstruel chez la femme qui nourrit ne reparaît ordinairement que vers le neuvième mois, ce qui ajoute encore à la force de la dérivation et rend son résultat, le retour de l'organe à son état normal, bien plus certain, puisque pendant neuf mois il cesse de recevoir du sang, par conséquent de fonctionner, et se repose entièrement. C'est ainsi que les choses se passent lorsque l'homme, obéissant aux vœux de la nature, laisse la femme remplir ses devoirs et exercer une maternité complète.

Il n'en est plus de même lorsque, dans la crainte d'avoir son sommeil interrompu, d'entendre des cris continuels et surtout d'être dérangé dans ses habitudes, il exile de la maison, au risque de le perdre, le pauvre petit être que Dieu lui a donné.

Alors le sang, que la nature s'efforce de diriger vers les seins, est brusquement arrêté dans cette nouvelle voie, et, ne trouvant plus à s'y écouler, il se reporte naturellement sur l'organe qu'il vient de quitter, il s'y accumule, l'empêche de se rétracter suffisamment sur lui-même, et en favorise l'irritation, à laquelle il apporte sans cesse de nouveaux éléments. De là, un engorgement plus ou moins considérable, entretenu par le retour des écoulements périodiques, qui, dans ce cas, reprennent leur cours vers la sixième semaine; engorgement qui ne tarde pas à devenir chronique, ainsi que l'inflammation, résultant du travail de la grossesse.

Cet état de maladie est la conséquence inévitable du défaut d'allaitement; il ne se montre pas toujours dès l'accouchement, et c'est là le danger; car, s'il en était ainsi, si ces accidents se montraient de suite après les couches, comme les accidents dans les seins, peu d'accouchées, nous en sommes convaincu, voudraient en courir le risque. Tant que la femme est jeune, tant que les organes ont de la vigueur, ils réagissent assez puissamment contre les affections qui s'y établissent, et, tout au plus, éprouve-t-on des incommodités, des écoulements blancs, quelque pesanteur dans le bas-ventre, un peu de fatigue dans la marche, etc. Mais quand l'âge arrive, lorsque les organes s'affaiblissent, alors la maladie l'emporte, elle s'établit d'une manière définitive, et les accidents apparaissent dans toute leur gravité. Ce sont des écoulements abondants, des douleurs, des élancements dans le bas-ventre, des pertes de sang plus ou moins abondantes, une fatigue extrême. La femme perd son embonpoint, sa fraîcheur; son teint devient jaunâtre; elle languit, devient triste, morose; ses devoirs d'épouse lui sont douloureux, quelquefois impossibles; son caractère s'aigrit, et le mari!.. La vie domestique, le bonheur intérieur, sont troublés, la morale souffre, et à qui la faute? A l'accoucheur ou à la sage-femme, qui vous ont blessée, lors de vos couches? C'étaient des maladroits! Non, mesdames, ce ne sont ni l'accoucheur, ni la sage-femme qui sont fautifs, ne vous en déplaise; c'est vous, vous-mêmes, qui êtes cause de tout, ou plutôt, qui êtes punies pour avoir refusé d'accomplir vos devoirs les plus saints, ceux pour lesquels Dieu a créé la femme.

Nous ne prétendons pas dire que toutes les femmes peuvent, indifféremment, nourrir leurs enfants. Non certes; nous n'ignorons pas que, si une mère, affectée de maladie chronique, de tubercules par exemple, donne le jour à un enfant, il est probable que cet enfant apporte, en naissant, le germe de la maladie dont sa mère est affectée, puisqu'il ne s'est développé qu'avec le sang de sa mère. Dans ce cas, il est prudent, nous disons même que c'est un devoir, de le faire nourrir par une étrangère, dans l'espoir de refaire sa constitution. Nous savons encore qu'il est des positions où il est presque impossible d'obéir au vœu de la nature; mais, à part ces cas tout à fait exceptionnels, les autres causes que l'on met en avant pour dispenser la mère de nourrir ne sont, nous le répétons, que des causes d'intérêt, et, le plus souvent, de plaisirs. Or, nous croyons avoir suffisamment établi que l'intérêt de l'enfant, et encore plus celui de la mère, exigent que celle-ci accomplisse, dans toute leur étendue, les devoirs de la maternité.

Un mot encore. Une des causes que l'on met le plus souvent en avant, c'est la faiblesse de la constitution de la mère; on craint qu'elle n'ait pas assez de santé et de forces pour nourrir. Nous déclarons ici n'avoir jamais vu cet état de faiblesse être un obstacle réel à l'allaitement; bien plus, nous avons souvent observé que de jeunes mères, dites délicates, faisaient de très-forts et de très-beaux nourrissons; et, en général, se portaient mieux pendant l'allaitement qu'avant ou après.

Il faut, dit-on aussi, que la mère travaille; mais

une bonne nourrice doit travailler, et nous dirons que les meilleures nourrices sont celles qui travaillent. D'abord, elles ont moins de temps pour s'occuper de leur enfant; elles lui donnent les soins et la nourriture nécessaires, rien de plus; mais l'enfant ne demande pas autre chose. Elles ne jouent pas sans cesse avec lui, ne le portent pas continuellement sur leurs bras; elles ne lui créent pas, à l'envi, des sensations nouvelles; mais c'est ce que nous demandons, dans l'intérêt de notre éducation physique et morale.

Enfin, on a encore mis en avant les chagrins, les révolutions occasionnées par les affaires, en un mot, tous les accidents de la vie. Sans doute, ils sont à redouter; mais la nourrice que vous payez en est-elle à l'abri, et pensez-vous que l'attachement qu'elle a pour votre enfant lui fera mieux supporter les revers de l'existence? Voyez ces pauvres mères que la misère et les chagrins de toutes sortes accablent, elles élèvent leurs enfants; l'amour maternel leur sert de palladium, de préservatif, en quelque sorte.

V

APPENDICE

DE LA NOURRICE

On a beaucoup dit et écrit sur les nourrices; partout vous trouverez les conditions qu'une bonne nourrice doit remplir. Ce que nous avons à dire ici, c'est qu'elle doit s'astreindre et promettre de remplir les règles que nous avons posées plus haut, relativement à l'éducation physique et morale de votre enfant. En outre, elle doit être jeune, et, condition essentielle, récemment accouchée; car nous savons qu'il est indispensable que la nourriture de l'enfant ait le même âge que ses organes, si l'on veut prévenir une des causes les plus fréquentes de la mortalité, c'est-à-dire l'irritation de l'estomac. Nous savons encore que le premier lait de la mère possède des qualités spéciales, que les médicaments ne peuvent suppléer qu'imparfaitement, et que sa consistance n'augmente qu'à mesure que les organes se développent. Or, si vous donnez à l'enfant qui vient de naître une nourrice accouchée depuis trois mois, et c'est là le cas le plus commun, le lait ne sera plus en rapport avec la faiblesse de ses organes; trop riche en principes réparateurs, il sera mal supporté. Nous ajouterons, pour l'avoir observé récemment, que si vous donnez à l'enfant un lait plus jeune que lui, il dépérit, et son développement semble s'arrêter pendant quelque temps.

Vous devez encore exiger que la nourrice quitte son enfant, à elle; non pas qu'une femme ne puisse nourrir deux enfants, mais parce que son enfant, étant plus âgé que le vôtre, tient le sein plus longtemps et consomme plus de lait. Or, comme la nourrice est mère avant tout, le vôtre n'a le sein qu'après lui, doit se contenter de ce qu'il y aura, et s'il n'en reste pas assez, on y suppléera par des bouillies ou du lait de vache.

Votre nourrice devra être d'un caractère doux, patient, et aimer les enfants; elle devra aussi être propre, intelligente, laborieuse et sobre. Il faut que son mari ait les mêmes qualités; qu'il soit surtout laborieux et adonné à un travail fatigant; qu'il soit d'un caractère doux, et qu'il aime aussi les enfants.

Enfin, vous devez vous assurer que leur intérieur est tranquille; que leur nourriture habituelle est saine et suffisamment abondante, et que leur habitation est bien aérée et sans humidité.

Si vous prenez une nourrice sur lieu, elle doit remplir les mêmes conditions que ci-dessus; seulement, dans les premiers jours de son arrivée, il faut, autant que possible, que sa nourriture soit la même que celle à laquelle elle est habituée. Elle ne doit changer ses habitudes que peu à peu, se livrer modérément au travail, et prendre de l'exercice au grand air.

ALLAITEMENT ARTIFICIEL

Quand une cause réellement sérieuse empêche la mère de nourrir; quand, pendant l'allaitement naturel, il survient des accidents qui forcent à le suspendre; s'il est impossible de se procurer une nourrice sur lieu, il faut recourir à l'allaitement artificiel. Nous préférons ce moyen à l'envoi en nourrice, parce que si l'enfant est privé du lait de sa mère, il reçoit toujours ses soins, que rien ne peut remplacer. Quand donc on est forcé d'élever l'enfant au biberon, la seule différence, avec l'allaitement naturel, c'est que l'enfant ne peut pas prendre le sein. L'éducation physique et morale, telle que nous l'entendons, devant rester la même, c'est toujours et uniquement du lait qu'il faut donner; seulement, il faut avoir soin que ce lait se rapproche le plus possible, par ses qualités, du lait de la mère.

De tous les animaux qui peuvent fournir du lait, vache, chèvre, ânesse ou brebis, c'est celui de la vache que l'on prend le plus communément. Nous ne parlerons pas ici des qualités physiques que le lait doit présenter, nous ne pourrions que répéter ce que des auteurs recommandables en ont dit : seulement, nous insisterons sur les conditions que nous avons imposées à la nourrice, c'est-à-dire qu'il doit être, autant que possible, du même âge que l'enfant, ou, du moins, on doit s'efforcer de le rendre tel par des coupages. Dans les premiers jours, le lait sera donc très-faible et récemment trait ; on aura soin de l'écrémer et de le couper, soit avec de l'eau pure, soit avec une légère décoction de gruau, ou mieux, comme le conseille Gardien, avec du petit-lait préparé sans acide, que l'on se procure de la manière suivante : on fait bouillir, sur un feu modéré, du lait récemment trait et bien battu avec des œufs frais ; dès que le coagulum est formé, on jette le tout sur un filtre et on obtient un petit-lait très-doux.

Dans le premier mois, le lait doit être coupé aux deux tiers ; du deuxième au troisième mois, on doit mettre moitié lait ; du troisième au cinquième, c'est trois quarts de lait qu'il faut donner. A six mois, l'enfant peut prendre le lait pur, et, si c'est l'été, on pourra l'habituer peu à peu à le prendre froid. On doit préférer, pour le faire boire, le biberon à tout autre moyen.

Il faut le donner tiède, en ayant soin de ne faire chauffer préalablement que la quantité nécessaire d'eau ou de décocté que l'on veut faire prendre, et d'y étendre seulement le lait. Quand on en est arrivé à ne donner que le lait pur, il faut le faire chauffer au bain-marie. Quant aux autres soins que l'enfant réclame, ce sont les mêmes que ceux que nous avons recommandés pour l'enfant nourri par sa mère.

TABLE

PARIS. — IMPRIMERIE DE J. CLAYE, 7, RUE SAINT-BENOIT

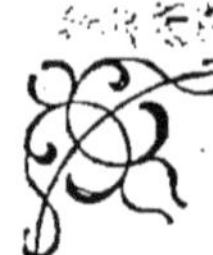

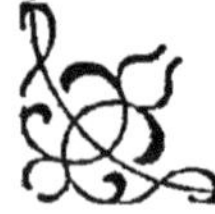

PARIS. — IMPRIMERIE DE J. CLAYE, RUE SAINT-BENOIT, 7.

www.ingramcontent.com/pod-product-compliance
Ingram Content Group UK Ltd.
Pitfield, Milton Keynes, MK11 3LW, UK
UKHW020926180726
13838UKWH00002B/781

9 782329 127712